Schuberth

Eisenmangel – Erkennen, therapieren, kontrollieren

AF733973

Dr. med. univ. Christian Schuberth

Eisenmangel – Erkennen, therapieren, kontrollieren

Das 3-Stufen-Konzept aus Ernährung, Medikamenten und Infusionstherapie. Mit leckeren Rezepten

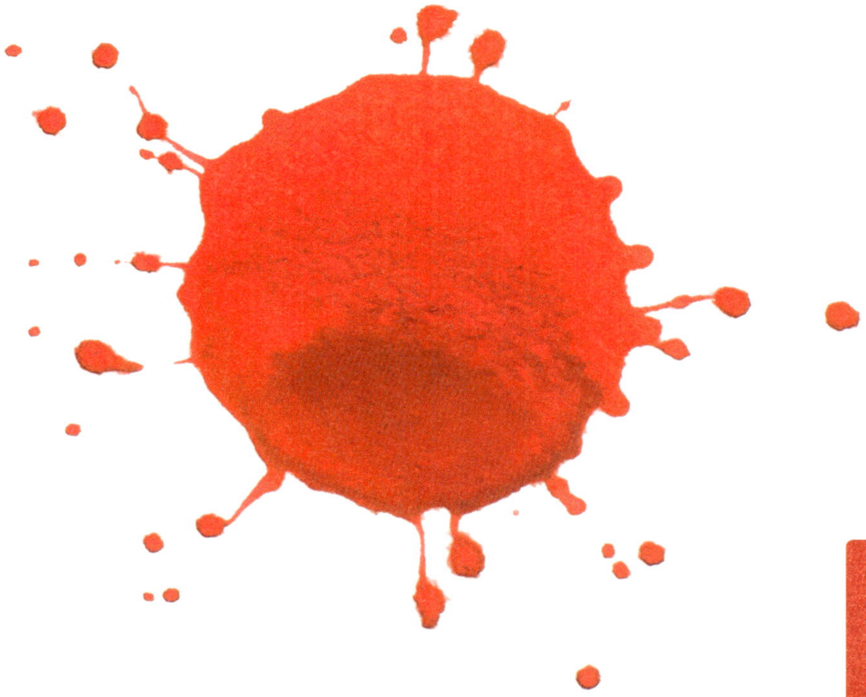

TRIAS

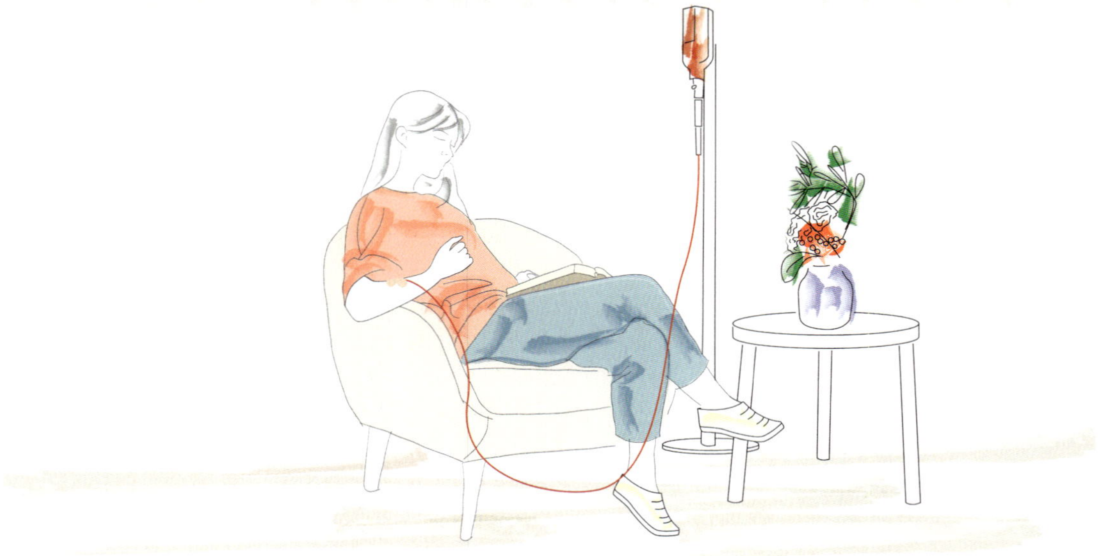

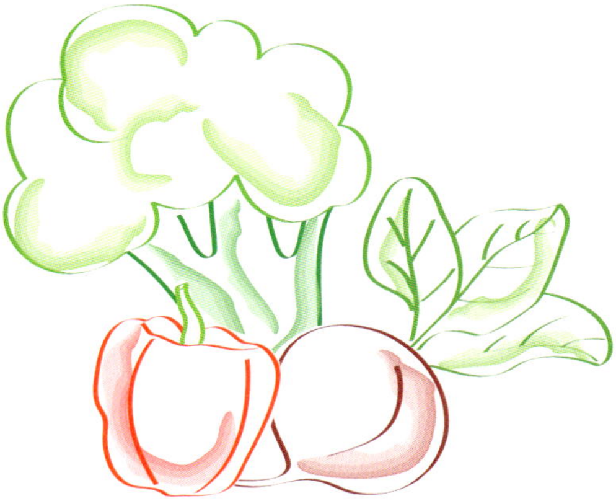

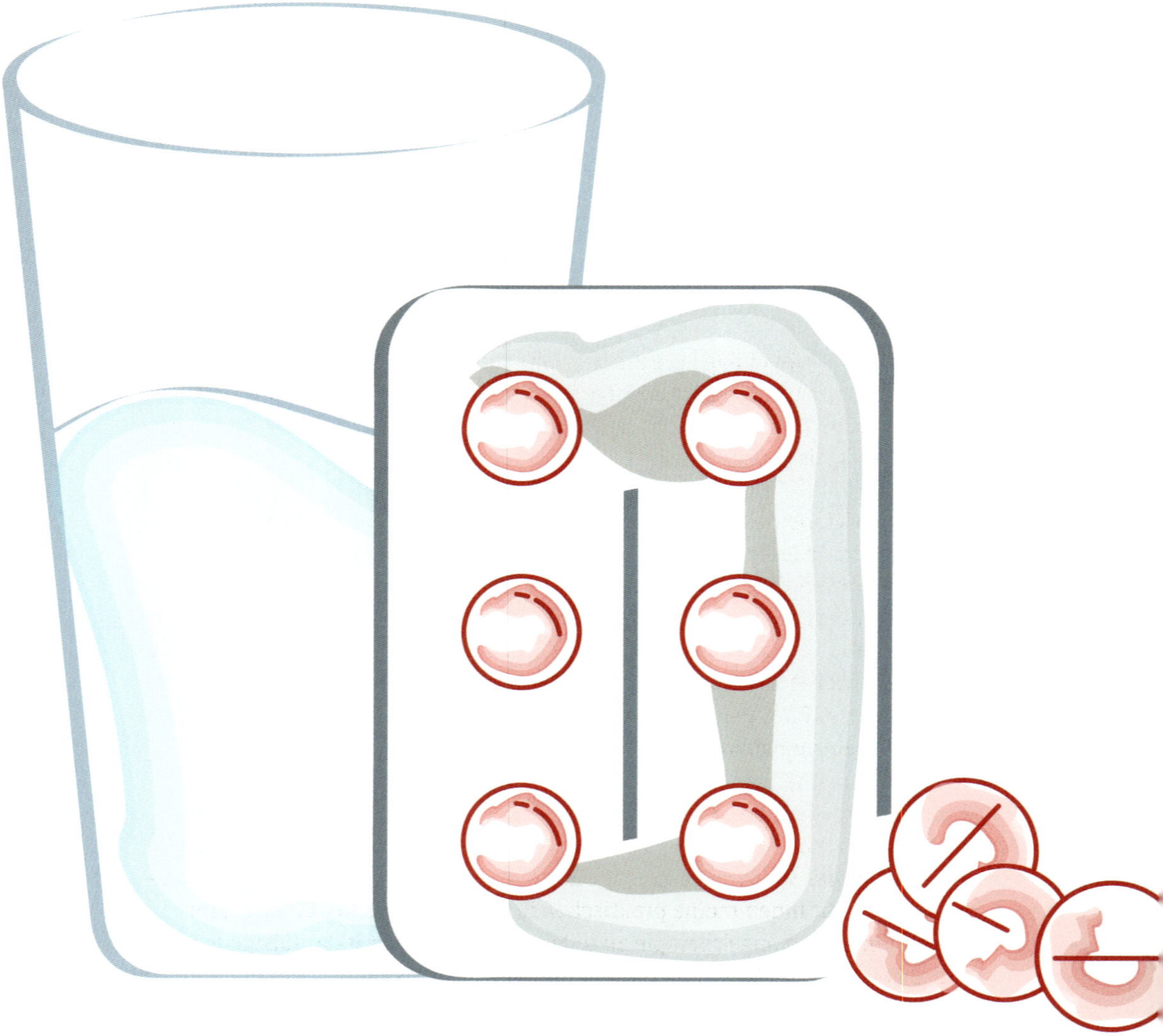

Liebe Leserin, lieber Leser,

dass Sie dieses Buch in Händen halten und diese Zeilen lesen, hat höchstwahrscheinlich einen bestimmten Grund. Sie kennen die Problematik »Eisenmangel« und wollen mehr darüber wissen. Vielleicht sind Sie aber auch schon einen Schritt weiter, vermuten, selbst betroffen zu sein, oder haben von jemandem gehört, dass Sie an Eisenmangel leiden könnten.

Wahr ist: Es gibt einige gute Bücher zum Thema Eisenmangel, die meisten davon habe auch ich gelesen und damit nach dem Medizinstudium mein Wissen über die Funktion des Eisens in unserem Körper und die Auswirkungen eines Mangels vertieft.

Als praktizierender Arzt behandle ich seit fast 15 Jahren täglich Menschen und untersuche sie auf Eisenmangel. Dabei ist es selbst für mich erstaunlich, wie viele Menschen zu wenig von dem Spurenelement in sich tragen – und unter diesem Mangel mannigfaltig leiden. Dabei ist quasi keine Gruppe nicht betroffen: Betroffen sind alle Geschlechter, sozialen Schichten, Kinder, Senioren, Sportler etc. Daher habe ich es zu meiner Hauptaufgabe gemacht, all jenen, die von Eisenmangel betroffen sind, mit allen mir zur Verfügung stehenden Mitteln zu helfen!

Aus diesem Grund – und weil es schon genug davon gibt – möchte ich kein weiteres Buch schreiben, das mit vielen Zahlen und Fakten in erster Linie Ihr theoretisches Wissen erweitern soll. Ich schreibe dieses Buch vor allem deshalb, um mit Ihnen meine praktischen Erfahrungen aus knapp zwei Jahrzehnten Eisenmangeltherapie zu teilen. Und Ihnen damit das Rüstzeug und das nötige Know-how mitzugeben, mit dem Sie sicher den Weg vom Verdacht über die Diagnose und wenn nötig bis zur Therapie Ihres Eisenmangels bestreiten können.

Nach wie vor ist Eisenmangel eines der am meisten verbreiteten medizinischen Probleme unserer Zeit. Sehr wahrscheinlich sind Sie, jemand in Ihrer Familie, eine Freundin oder ein Freund oder sonst jemand, den Sie kennen, davon betroffen. Statistisch betrachtet ist das ein Fakt. Das Problem dabei ist: Viele leiden darunter, ohne von ihrem Mangel zu wissen. Dies hat mannigfaltige Ursachen: Die Hauptsymptome des Eisenmangels können auch andere Gründe haben. Wer ist nach einer Covid-Erkrankung nicht schon mal müde gewesen oder leidet nach permanentem Multitasking am Handy nicht gelegentlich unter Konzentrationsstörungen? Wer hat sich im Februar nach gefühlt hunderten kalten und trüben Wintertagen nicht schon einmal depressiv gefühlt? Wer hat nicht schon einmal mehr Haare als sonst verloren und es auf die Jahreszeit, die Mondphase oder die Schilddrüse geschoben? Natürlich, die Schilddrüse kann der Grund sein, es kann aber auch das fehlende Eisen sein – selbst wenn es laut Laborbefund ausreichend vorhanden ist …

Häufig werden eindeutige Symptome selbst von Medizinern nicht mit einem Eisenmangel assoziiert und deshalb wird auf eine detaillierte Abklärung verzichtet. Speziell bei Mischköstlerinnen nach der Menopause wird oft nicht an einen Eisenmangel gedacht, da sie nicht ins Klischee Betroffener passen.

Wenn doch therapiert wird, geschieht dies häufig nur halbherzig, ohne entsprechende Kontrolle zum richtigen Zeitpunkt. Die Möglichkeit einer Infusion wird zu selten oder gar nicht in Erwägung gezogen.

Übrig bleiben dann ratlose – und vielfach frustrierte – Patienten, die sich mit ihren Symptomen alleingelassen fühlen. Viele Betroffene wissen nicht, an wen sie sich noch wenden sollen. Oder sie fürchten: Im Falle eines neuerlichen Therapieversuches fängt alles wieder von vorne an.

Keine Angst, Sie müssen nicht selbst Medizin studieren oder stundenlang im Internet surfen und Horrorgeschichten auf ihren Wahrheitsgehalt prüfen. Dieses Buch hilft Ihnen, rasch und zuverlässig zu erkennen, ob auch Sie an Eisenmangel leiden, und ihre Lebensqualität innerhalb kurzer Zeit deutlich zu verbessern! Es zeigt Ihnen, wie Sie einen Eisenmangel symptomatisch erkennen, welche Laborparameter Sie benötigen, was Sie selbst tun können und wann Sie auf jeden Fall ärztliche Hilfe suchen sollten!

Damit Sie nicht tatenlos auf einen unter Umständen in weiter Zukunft liegenden Arzttermin warten müssen, haben wir begleitend zu diesem Buch eine Webseite (Seite 135) eingerichtet, auf der Sie alles finden, was Sie für die »angeleitete Eigentherapie« und den Start Ihrer persönliche Eisengeschichte benötigen. Denn wie Sie später sehen werden, ist das die Zukunft!

Zusammengefasst

Eisenmangel in all seinen Facetten ist eines der am weitest verbreiteten medizinischen Probleme unserer Zeit. Da man nicht gleich schwer daran erkrankt oder gar stirbt, sondern sich anfangs eher »nur« leichte Symptome einstellen, die noch dazu viele Ursachen haben können, verläuft er lange Zeit unter der Wahrnehmungsschwelle des medizinischen Systems, nicht jedoch der leidenden Patienten.

Ärzte hingegen sehen sich in ihrem Arbeitsalltag großenteils mit scheinbar schwerwiegenderen Diagnosen wie Bluthochdruck, Diabetes, psychischen Problemen, Gelenkbeschwerden und vielen anderen Krankheitsbildern konfrontiert. Sie müssen zunächst diese behandeln, bevor sie sich weiteren Problemen widmen können.

Verständlicherweise bleibt da wenig Zeit für die Therapie »normaler« Eisenwerte ohne »rote Sternchen«. Somit gehen täglich tausende Patienten mit ihren »normalen« Befunden nach Hause, ohne eine Therapie angeboten zu bekommen. Ihre Beschwerden bleiben jedoch weiter bestehen.

Sie repräsentieren die größte Gruppe der Eisenmangel-»Patienten«: Symptome, kein rotes Sternchen, daher keine Priorisierung und keine professionelle Hilfe. Viele von ihnen versuchen dann fortan ihr Glück im Internet ohne medizinisch fundiertes Wissen und ohne genauen Plan.

Wenn Sie es möchten, kann dieses Buch zukünftig das »Missing Link« zur Kenntnis Ihres Problems sowie einer erfolgreichen Behandlung und langfristigen Verbesserung Ihrer Lebensqualität sein! Der Beginn Ihrer persönlichen »Eisengeschichte« also.

Viel Spaß beim Verstehen, Umdenken, Kochen, Kauen, Ergänzen und Kontrollieren – zukünftig mit Plan!

Herzlichst

Ihr Dr. Christian Schuberth

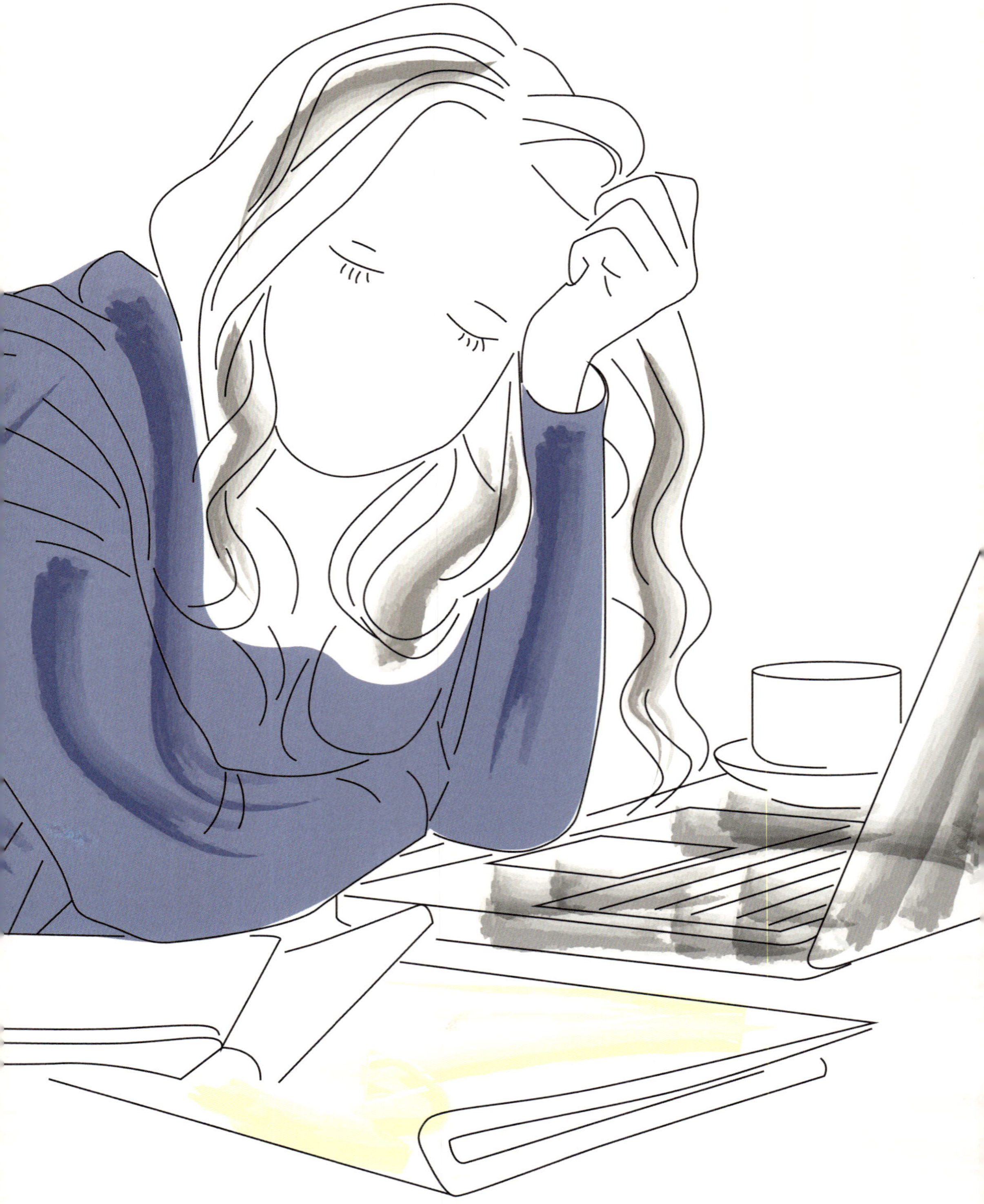

Haben Sie einen Eisenmangel?

Fühlen Sie sich oft müde, abgeschlagen oder unkonzentriert? Eisenmangel könnte die Ursache sein – und bleibt doch häufig unentdeckt.

Warum jeder seinen Eisenstatus kennen sollte

Stellen Sie fest, ob Sie Eisenmangel haben, und setzen Sie erste Schritte.

Okay, Sie sind öfter müde, fühlen sich ausgelaugt und haben das Gefühl, dass irgendetwas bei Ihnen nicht ganz stimmen könnte. Diese Situation besteht nun schon seit einigen Jahren, Sie haben auch schon Ihre Blutwerte bestimmen lassen und mit Ihrem Arzt besprochen. Anschließend haben Sie ein paar Wochen ein Eisen- oder Multivitaminpräparat mehr oder weniger konsequent eingenommen. Da es Ihnen nicht besser ging, haben Sie irgendwann damit aufgehört und sich mit dem Status quo abgefunden. Ob Sie einen Eisenmangel hatten, dieser sich unter der Therapie gebessert hat oder etwas anderes schuld war, blieb letztlich ungeklärt. Anscheinend müssen Sie sich damit abfinden, dass es Ihnen so geht, wie es Ihnen eben geht …

Ich sage Ihnen: »Müssen Sie nicht!« Alles, was Sie tun müssen, ist, systematisch an die Sache heranzugehen: Diagnose – Therapie – Kontrolle!

Dazu ist es notwendig, dass Sie Ihre bisherigen Gewohnheiten ändern, denn Sie möchten ja neue Ergebnisse, oder? Kurz: Neue Ergebnisse basieren auf veränderten Gewohnheiten – klar?! Im Abschnitt »Ernährung« (Seite 71) werde ich darauf zurückkommen!

Also: Gehen Sie nochmals unvoreingenommen an das Thema heran, dann haben Sie sehr gute Chancen, ein neues Ergebnis, in diesem Fall ein neues, besseres Wohlbefinden mit mehr Energie und Vitalität, zu erlangen!

Eisen als zentrales Spurenelement

Da ich mir von Ihnen eine Laboranalyse vor Start der »angeleiteten Eisentherapie« wünsche bzw. ich Ihnen diese sogar dringend empfehle, schulde ich Ihnen eine Erklärung, warum dies wichtig ist. Eisen gehört zu den

Spurenelementen. So bezeichnet man Mineralien, die unser Körper zwar nur in geringen Mengen benötigt, die aber dennoch essenziell für wichtige Körperfunktionen wie Immunsystem, Stoffwechsel oder den Aufbau von Körpergeweben sind. Dabei ist Eisen nicht nur irgendein Spurenelement im menschlichen Körper! Es macht immerhin mengenmäßig den mit Abstand größten Teil der Spurenelemente im Körper aus und kommt in vielen Verbindungen vor, die absolut essenziell für ein reibungsloses Funktionieren unseres Körpers sind. Die Wichtigkeit von Eisen im Körper zeigt sich auch daran, dass der Körper Eisen in großen Mengen speichern kann, obwohl es in seiner freien Form durchaus schädlich für das Gewebe ist. Die Toxizität von zu viel freiem Eisen kennt man von der sogenannten »Hämochromatose«, einer Erkrankung, bei der der Körper die Fähigkeit zur Begrenzung der Eisenaufnahme verloren hat, zu viel Eisen aufnimmt und in den Organen ablagert, bis diese schließlich Schaden erleiden.

Normalerweise wird überschüssiges Eisen aber in speziellen Strukturen gebunden und kann so gut im Körper gespeichert werden. Diese komplexen Strukturen heißen Ferritin oder auch Hämosiderin.

Hier wird Eisen überall gebraucht:

- Blutbildung im Knochenmark (Erythropoese)
- Sauerstofftransport (Myoglobin, Hämoglobin)
- Bestandteil von ca. 100 Enzymen (Entgiftung, ATP-Produktion, Hormonproduktion u. a.)
- Ferritin (Eisenspeicher)
- Gehirnentwicklung und Funktion (Nervenscheiden, Psyche)
- vieles mehr

Da Eisen in unserem Körper so extrem wichtig ist und ein Mangel sehr oft vorkommt, sollte jeder seine Status kennen. Die Prävalenz des Eisenmangels, also welcher Anteil der Bevölkerung bei Stichproben betroffen ist, liegt in Mitteleuropa bei ca. 20 %, in Osteuropa bei bis zu 40 % und steigt in manchen Ländern Afrikas oder Südamerikas auf bis zu 60 % an. Würde man also nicht nur querbeet stichprobenartig, sondern bestimmte Zielgruppen wie z. B. Frauen mit starker Regelblutung im Alter zwischen 15 und 40 untersuchen, wäre der Betroffenheitsgrad nochmals deutlich höher!

Bei uns in Europa ist das Problem der sogenannte »stille Hunger«, das heißt, die meisten Menschen haben zwar genug, um satt zu werden, ja sogar genug, um unnötige Kilos anzuhäufen, es mangelt der Ernährung jedoch häufig an wichtigen Mikronährstoffen wie Vitaminen und Spurenelementen. Dazu gehören auch Eisen, Selen, Jod etc.

In ärmeren Ländern dieser Welt leiden hingegen viele unter einem absoluten Mangel an Nahrungsmitteln und den genannten Mikronährstoffen. Dort kommt es neben anderen gesundheitlichen Problemen viel öfter zu starken Anämien (Blutarmut) aufgrund von Eisenmangelzuständen.

Moderne Ernährungstrends fokussieren häufig auf spezielle Themen, beispielsweise »low carb« oder »fettarm«, vergessen oder ignorieren dabei jedoch eine ausreichende Zufuhr von Eisen sowie anderen Mikronährstoffen und Vitaminen.

Die Wahrscheinlichkeit, dass auch Sie von einem Mangel betroffen sind, selbst wenn Sie in einem europäischen Land leben, ist also höher, als Sie wahrscheinlich glauben –

speziell, wenn Sie sich zu einer gefährdeten Gruppe zählen! Die gute Nachricht: Man kann Eisenmangel heute sehr gut behandeln. Denn de facto muss man nur wissen, ob und, wenn ja, wie stark man betroffen ist.

Von Eisenmangel besonders stark betroffene Gruppen:

- Frauen mit starker Regelblutung
- Veganer und Vegetarier
- Leistungssportler
- Menschen mit Magen-Darm-Erkrankungen (Gastritis, Kolitis, Zöliakie)
- Menschen nach Magenoperationen (z.B. Magenbypass)
- Menschen, die »Blut verdünnende« Medikamente einnehmen
- Menschen, die häufig Blut oder Plasma spenden
- Menschen mit chronischen Entzündungen
- Schwangere
- Kinder

Es ist mir daher völlig unverständlich, warum diesem Element bei der Routineuntersuchung im Labor noch immer so wenig Bedeutung beigemessen wird. Meist müssen die Patienten fast schon darum kämpfen, wenn sie neben dem normalen Serum-Eisenwert auch das Ferritin bestimmt haben wollen. Dann heißt es oft, dies sei nicht notwendig, da man im Blutbild einen Eisenmangel erkenne. Das ist prinzipiell zwar richtig, wenn es aber der Fall ist, ist eh schon Feuer unterm Dach! Oft bleibt dann nur noch die Infusion als Therapie der Wahl.

Gesamt-Eisen im menschlichen Körper

Zum Abschluss noch ein paar Zahlen zur ungefähren mengenmäßigen Verteilung von Eisen im Körper. Bei einem erwachsenen Menschen verteilen sich die 3–4 g Gesamteisen wie folgt:

- Hämoglobin: 2500 mg
- Ferritin: 700 mg
- Hämosiderin: 300 mg
- Myoglobin: 300 mg
- Enzyme: 70 mg
- Transferrin gebunden: 5 mg

Auch mussten sich die Betroffenen bis dahin schon viel zu lange mit den lähmenden Symptomen eines schweren Eisenmangels herumquälen und haben im schlimmsten Fall schon mehrere ergebnislose Untersuchungen über sich ergehen lassen müssen. Welche Laborparameter Sie jedenfalls bestimmen sollten, um Ihren Eisenstatus beurteilen zu können, erfahren Sie im Abschnitt »Der Zyklus der roten Blutkörperchen« (Seite 18).

Verlieren Sie also keine Zeit mehr und lassen Sie so bald wie möglich Ihren exakten Eisenstatus bestimmen. Sollte dies bei Ihrem Hausarzt schwierig sein, investieren Sie lieber ein paar Euro für eine private Laboruntersuchung und kommen Sie so schneller zum Ergebnis, anstatt noch weitere sinnlose Therapien oder »Nicht-Therapien« ertragen zu müssen.

Der Kreislauf des Eisens in unserem Körper

Im Körper liegt das Eisen als Funktionseisen und als Speichereisen vor. Als Funktionseisen steht es, wie der Name schon sagt, unserem Körper für seine täglichen Funktionen zur Verfügung. Dabei gilt: Ohne Eisen kein Leben! Speichereisen hingegen liegt gut geschützt in Depots und kann vom Körper bei Bedarf als Funktionseisen mobilisiert werden.

Was funktioniert ohne Eisen eigentlich nicht?

In den verschiedenen Körpergeweben ist Eisen unverzichtbarer Bestandteil von sogenannten Häm-Gruppen. Das sind komplexe chemische Strukturen, die das Eisen umschließen, Bindungen mit ihm eingehen und nur in dieser speziellen Form ganz bestimmte Funktionen wie z. B. die Aktivierung von Sauerstoff oder den Abbau von Giftstoffen in der Leber erfüllen können.

Manche dieser Häm-Gruppen in unserem Körper werden zusätzlich in eine Proteinmatrix eingebettet, dann sind sie im Stande, den lebenswichtigen Sauerstoff zu transportieren. In der Muskulatur nennt man diese Gebilde »Myoglobin«, in den roten Blutkörperchen ist es das besser bekannte »Hämoglobin«, das diese unverzichtbare Funktion erfüllt.

Hämoglobin ist ein gutes Beispiel dafür, wie ausgeklügelt einige Funktionen unseres Körpers sind und an welch seidenem Faden sie doch gleichzeitig hängen.

Hämoglobin besteht aus vier Untereinheiten, jeweils zwei identischen alpha- und zwei beta-Ketten, in deren Mitte ein Eisenatom gebunden ist. Über diese vier Eisenatome können ebenfalls vier Sauerstoffmoleküle gebunden werden. Die vier Bindungsstellen arbeiten dabei in intelligenter Weise zusammen.

Bei jeder Anlagerung eines Sauerstoffmoleküls ändert sich die übergeordnete Struktur des Hämoglobins ein wenig, wodurch es das nächste Sauerstoffmolekül noch stärker binden kann. So ist es möglich, dass das Hämoglobin in den beiden Lungenflügeln komplett mit Sauerstoff angereichert wird, ihn dort nicht mehr »loslässt« und ihn erst in den Geweben, wo Sauerstoff am meisten gebraucht wird, »fallen lässt«.

Zusätzlich sorgt der sogenannte »Bohr-Effekt« gemeinsam mit der »Intelligenz« des Hämoglobins dafür, dass mit jedem abgegebenen Sauerstoffmolekül das nächste noch leichter fallen gelassen wird und sich so das Hämoglobin wieder vollständig vom Sauerstoff entladen kann. Anschließend gelangt

Hämoglobin

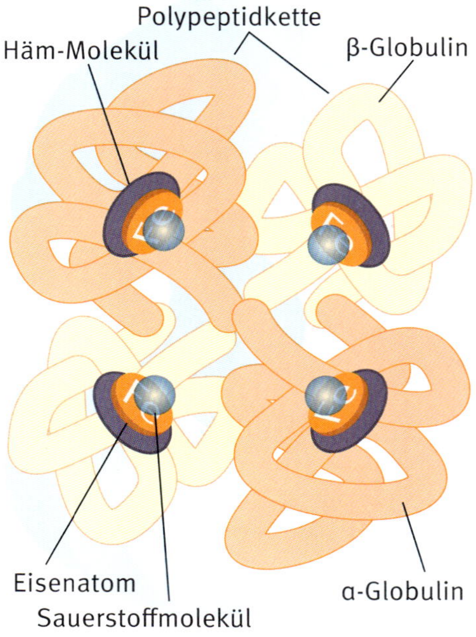

Das Hämoglobin aus seinen vier Untereinheiten, in denen jeweils ein Häm das Eisen umschließt. Dieses kann ein Sauerstoffmolekül binden und wieder abgeben.

es mit dem Blutstrom wieder zurück in die Lungenflügel und der Kreislauf kann von vorne beginnen. Im Mittelpunkt dieses Prozesses steht das Eisen!

Selbst winzigste Veränderungen am Bauplan einer der vier Untereinheiten des Hämoglobins haben Folgen. So bewirkt schon der Austausch einer einzigen Aminosäure, dass die Bindungsfähigkeit des Sauerstoffes verändert ist, das Hämoglobin dadurch seine »Intelligenz« verliert und so die Körpergewebe nicht mehr richtig mit Sauerstoff versorgt werden, weil der Sauerstoff nicht zum richtigen Zeitpunkt »herunterfallen« kann. Dies ist eine Form der sogenannten »Thalassämie« die in einigen Ländern rund um das Mittelmeer gehäuft vorkommt. Sie wird daher auch »Mittelmeerkrankheit« genannt.

Eine andere Problematik, von der jeder schon einmal gehört hat, ist die der Bindung anderer Gase an das Hämoglobin: Kohlenmonoxid beispielsweise bindet sich genauso wie der Sauerstoff an das Eisen im Hämoglobin. Das Problem dabei ist, dass es eine viel stärkere Bindung als der Sauerstoff eingeht und das Hämoglobin daher nur sehr schwer wieder loslässt.

Bei Rauchgasvergiftungen passiert genau das. Hier entsteht bei einer Verbren-

Mittels Hämoglobin können die roten Blutkörperchen den Sauerstoff in der Lunge abholen und im Körpergewebe wieder abgeben. Optimiert wird dieser Prozess durch besondere Eigenschaften des Hämoglobins.

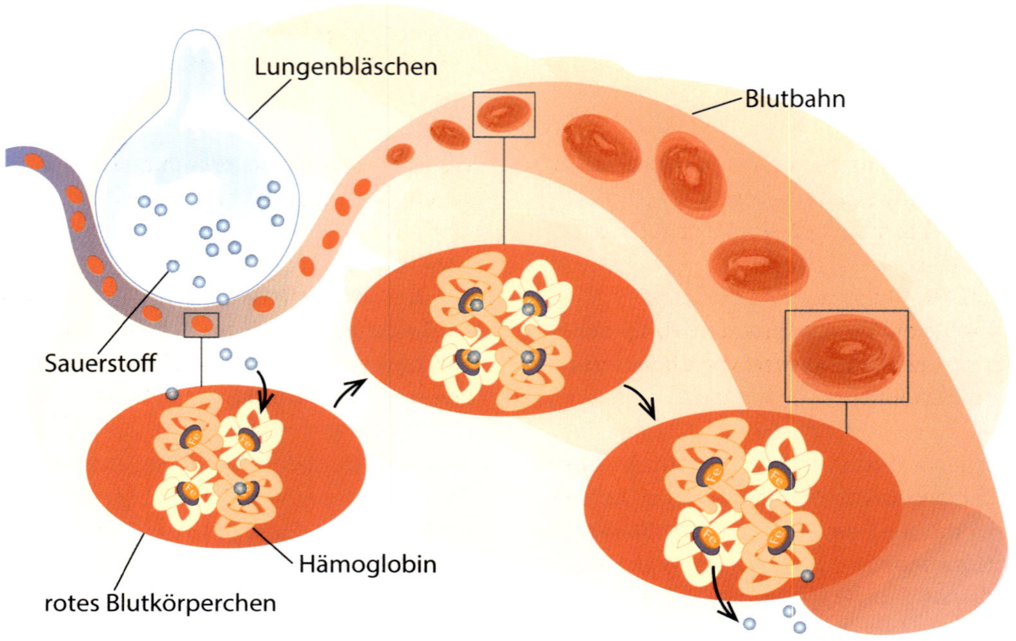

nung unter Sauerstoffmangel Kohlenmonoxid. Ein Gas, das wir weder riechen noch sehen können und unbemerkt einatmen. Dabei bindet sich so viel davon in den Lungen an das Hämoglobin, dass kein Sauerstoff mehr transportiert werden kann. Da Kohlenmonoxid im Gegensatz zu Sauerstoff für die Zellatmung unbrauchbar ist, bleibt uns förmlich die Luft weg! Personen mit einer Kohlenmonoxidvergiftung kann nur geholfen werden, indem man ihnen in einer Dekompressionskammer Sauerstoff mit erhöhtem Druck anbietet. Dabei steigt der Sauerstoffpartialdruck im Blut so hoch an, dass die Sauerstoffmoleküle das Kohlenmonoxid von den Eisenbindungsstelle verdrängen können und das Blut schließlich wieder den lebenswichtigen Sauerstoff transportieren kann.

Weiterhin sind ca. 100 Enzyme bekannt, bei denen Eisen eine zentrale Rolle spielt. Enzyme sind »Katalysatoren«, die biochemische Reaktionen möglich machen. Ohne sie könnten lebenswichtige Vorgänge im Körper nicht ablaufen!

Auch diese Enzyme bestehen teilweise aus Häm-Gruppen und sind zentral bei der Energiegewinnung in den Zellen (Zitronensäurezyklus, Atmungskette), bei der Verstoffwechslung, Ausscheidung und Entgiftung vieler Zwischenprodukte in der Leber sowie beim Stoffwechsel von Cholesterin und Hormonen.

Nicht-Häm-Eisen hingegen ist ein wichtiger Baustein für Nervenhüllen und Nervenfortsätze und dafür notwendig, dass aus Tyrosin Dopamin und in der weiteren Folge Adrenalin sowie Noradrenalin gebildet werden kann. Sie alle sind extrem wichtige Botenstoffes des Nervensystems, wodurch sich die enorme Bedeutung des Eisens für unsere Gehirnfunktion erklärt.

Bevor das Eisen aber all diese Funktionen erfüllen kann, muss es in unseren Körper gelangen. Dies geschieht über den Dünndarm, wo es in seinen unterschiedlichen chemischen Formen durch jeweils andere Mechanismen in die Darmzelle aufgenommen und am anderen Ende in den Blutkreislauf abgegeben wird.

Hier wird es an Transferrin, das maximal zwei Eisen-Atome aufnehmen kann, gebunden und steht erst mal als Funktionseisen zur Verfügung. Zellen im Gewebe, die gerade Eisen benötigen, bilden an der Oberfläche Rezeptoren aus, um das mit Eisen beladene Transferrin quasi einzufangen. Gelingt dies, wird der Transferrin-Rezeptor-Komplex in die Zelle aufgenommen. Schließlich wird das Eisen abgespalten und der Transferrin-Rezeptor-Komplex ohne das Eisen wieder ausgeschleust. Das Eisen kann nun in der Zelle eine der vielen genannten Funktionen erfüllen.

Wird mehr Eisen über den Dünndarm aufgenommen, als gerade funktionell benötigt wird, wird ein genetischer Mechanismus in Gang gesetzt, der die vermehrte Bildung von Ferritin bewirkt. Ferritin besteht aus mehreren Tausend zusammengeballten Eisen-Ionen, die von einer Proteinhülle umgeben und somit wasserlöslich sind. Diese Form des Speichereisens sammelt sich vor allem in der Leber und dem Knochenmark an, ein Teil ist aber auch im Blutserum zu finden. Die Konzentration des im Blutserum messbaren Ferritins ist ein guter Parameter für die Eisenversorgung des gesamten Körpers, der normalerweise sehr stabil ist und sich z. B. durch eine Mahlzeit nicht verändert. Im

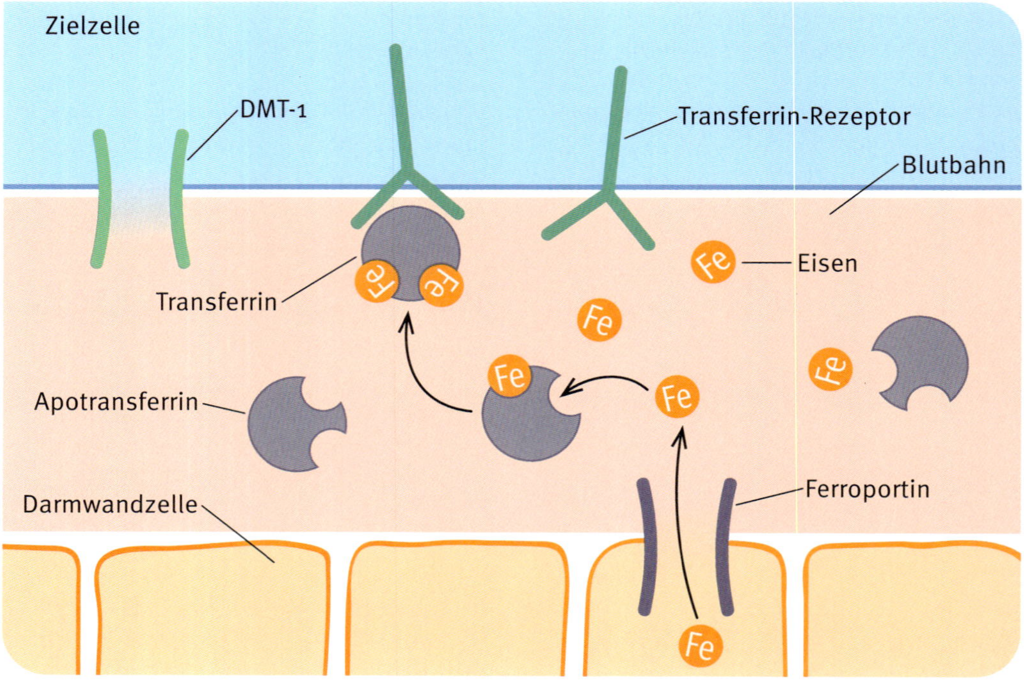

Transferrin bindet das freie Eisen, nachdem es über die Darmwand augenommen wurde, und transportiert es zu den Wirkorten im Körper. Auf dem Weg dorthin ist es so vor ungewünschten chemischen Reaktionen geschützt.

Abschnitt »Welche Parameter sind notwendig?« (Seite 87) erfahren Sie, wann Ferritin ausnahmsweise nicht geeignet ist, um Ihren Eisenstatus zu beurteilen.

Größere Mengen Ferritin lagern sich nochmals separat zusammen, indem sie Teile der Proteinhülle auflösen und das Eisen so noch mehr verdichten. Diese Form der Eisenspeicherung nennt man »Hämosiderin«. Hämosiderin kann wesentlich mehr Eisen speichern als Ferritin, ist nicht wasserlöslich und daher auch nicht im Blut zu finden.

Wird später doch wieder Funktionseisen gebraucht, kann der Prozess umgekehrt ablaufen und Eisen wird aus dieser Speicherform wieder freigesetzt.

Im Idealfall bleibt so der Eisengehalt des Körpers einigermaßen konstant. Kurzfristige Defizite werden durch Bereitstellung aus dem Speicher ausgeglichen und dieser wird später wieder aufgefüllt.

Der Großteil des Eisenumsatzes geschieht im Körper selbst. So wird z. B. Eisen, das beim Hämoglobinabbau übrigbleibt, gleich im Körper recycelt, ohne diesen zu verlassen.

Der Zyklus der roten Blutkörperchen

An dieser Stelle möchte ich die schon mehrmals erwähnten roten Blutkörperchen, auch »Erythrozyten« genannt, vorstellen, um den Zusammenhang zwischen Blutkörperchen, Hämoglobin und Eisen nochmals zu verdeutlichen.

Rote Blutkörperchen werden im roten Knochenmark gebildet. Als Knochenmark bezeichnet man das Innere unserer Knochen. Hier bilden sich aus Vorläuferzellen, die sich immer wieder teilen, Zellen, die Hämoglobin bilden und speichern. Einige dieser Zellen tun dann etwas Ungewöhnliches: Sie stoßen ihren Zellkern aus! Diese mit Hämoglobin beladenen Zellen ohne Zellkern nennt man »Retikulozyten«. Durch das Abstoßen des Zellkernes bekommen diese Zellen eine ganz charakteristische, bikonkave Form, die sich auch im weiteren Alterungsprozess nicht ändert. Sie macht es überhaupt erst möglich, dass die Blutkörperchen durch die winzigen Blutgefäße hindurchschlüpfen können, indem sie sich dabei verformen und sogar zusammenrollen.

Innerhalb von zwei Tagen, nachdem die Retikulozyten vom Knochenmark in den Blutkreislauf gelangt sind, spezialisieren sie sich weiter. Nachdem der Zellkern schon abhandengekommen ist, werden auch noch so gut wie alle Zellorganellen, das sind normalerweise in Zellen vorhandene »Organe«, »ausgemistet«. Selbst die Mitochondrien, die »Kraftwerke« einer Zelle, müssen bzw. können weichen! Erythrozyten betreiben nämlich nur anaerobe ATP-Gewinnung. Das heißt, sie verbrauchen zur Bereitstellung von Energie, die im Körper als ATP (Adenosintriphosphat) gespeichert ist keinen Sauerstoff.

Auf diese Art werden die roten Blutkörperchen zu den perfekten Sauerstofftransportern in unserem Körper: Der ganze Platz in ihrem Zellinneren steht den Hämoglobin-Molekülen zur Verfügung, die dank des gebundenen Eisens Sauerstoff transportieren können. Da die Zellen für ihre Energiegewinnung keinen Sauerstoff verwenden, bleibt der ganze Sauerstoff während des Transportes im Blut unberührt, bis er im Gewebe abgegeben wird. Dieser Vorgang der »Diffusion« des Sauerstoffes ins Gewebe wird durch die bikonkave Form deutlich erleichtert, da die Oberfläche vergrößert ist. Was soll man da noch sagen – ein Wunder der Natur!

Nach ca. 120 Tagen, vom Herzschlag unzählige Male durch selbst die kleinsten Kapillaren gepumpt, haben rote Blutkörperchen ihren »Lebensabend« erreicht. Ihre Außenhüllen sind nach zigtausenden Runden im Blutkreislauf »ramponiert« und ohne Zellkern fehlt Ihnen bzw. den roten Blutkörperchen die Möglichkeit, »Baumaterial« zur Behebung der Schäden nachzuproduzieren. Dennoch zirkulieren sie vorerst weiterhin voll beladen mit Hämoglobin und daher Eisen im Blutstrom. Die Schäden an der Außenhülle lassen sie »steifer« werden, sodass sie sich nicht mehr nach Bedarf zusammenrollen bzw. verbiegen können. Sie bleiben daher an manchen Engstellen einfach stecken, oder sie werden aufgrund ihrer »Schrammen« von speziellen Fresszellen erkannt und »phagozytiert«, sprich aufgefressen. Somit werden diese Blutkörperchen aus dem Verkehr gezogen und abgebaut, das darin befindliche Eisen bleibt dem Körper jedoch erhalten und wird recycelt.

Das Ganze ist freilich ein ziemlich dynamischer Prozess! Pro Sekunde müssen zwei Millionen neue rote Blutkörperchen im Knochenmark nachproduziert werden, um den Verlust der alten zu kompensieren. Jedes dieser roten Blutkörperchen enthält ca. 280 Millionen Hämoglobinmoleküle, von denen jedes mit vier Eisenatomen beladen ist. Sie können sich also ausrechnen, wie viele Eisenatome pro Sekunde allein aufgrund des normalen Blutlebenszyklus verstoffwechselt werden müssen!

So verlässt Eisen den Körper

Dennoch gibt es auch Prozesse im Körper, bei denen Eisen verloren geht. Diese Menge muss langfristig wieder aufgenommen werden, wenn die Eisenbilanz im Körper stabil bleiben soll.

Eisenverlust erleiden wir hauptsächlich durch folgende Mechanismen:

- Blutverlust (Regelblutung, Mikroblutungen in Darm, Niere)
- Zellabschilferung (Haut und Schleimhäute)
- Schwitzen

In Summe verlieren wir durchschnittlich 1–2 mg Eisen täglich. Abgeleitet von diesem Wert kommt die Empfehlung einer täglichen Eisenzufuhr von 14 mg pro Tag über die Nahrungsaufnahme, da nur ca. 10 % davon vom Körper tatsächlich aufgenommen werden können. Theoretisch würden so 1,4 mg Eisen im Darm absorbiert und der Verlust wieder ausgeglichen.

Dass das leider nur graue Theorie ist, sehe ich tagtäglich bei meinen Patienten. Sehr oft stimmt diese Rechnung schon seit längerer Zeit nicht mehr und ein Eisenmangel ist entstanden. Dann gilt es, die Ursache zu finden und den Mangel zu beheben.

Hepcidin hemmt die Freisetzung des Eisens über den Ferroportinkanal aus sämtlichen Zellen. Eisen kann somit weder über den Darm aufgenommen noch aus dem Körperspeichern bereitgestellt werden.

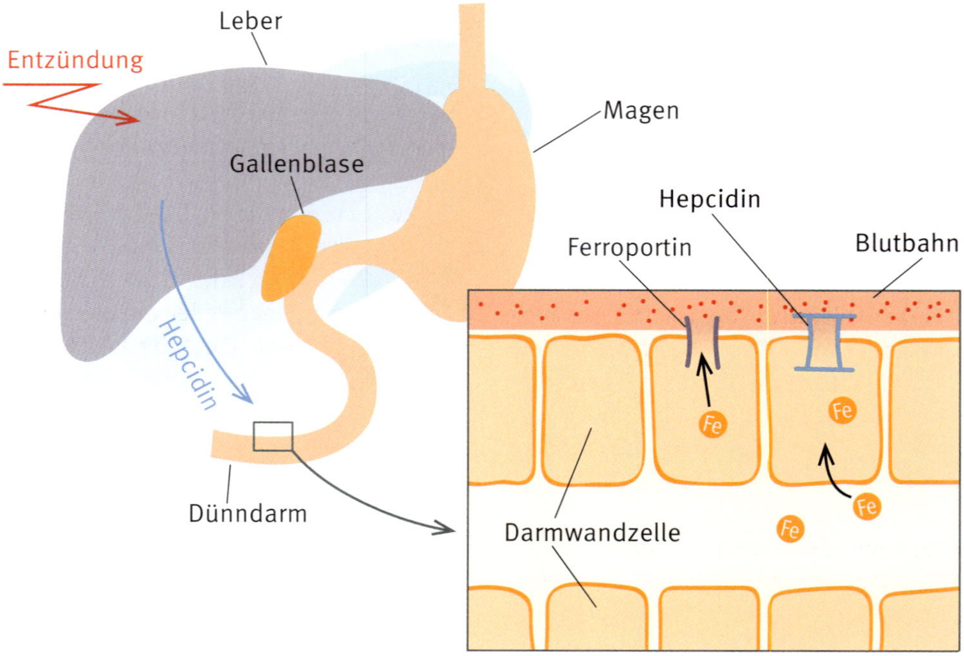

Faktenbox: Laborparameter zur Eisendiagnostik

Mögliche Parameter
- komplettes Blutbild
- Ferritin
- Transferrinsättigung
- Transferrin
- löslicher Transferrin-Rezeptor
- Retikulozyten-Hämoglobingehalt
- CRP
- GOT, GPT, GGT
- Ferritin-Index
- Zink-Protoporphyrin

Unbedingt erforderlich für eine erste Einschätzung und einen Therapiestart
- komplettes Blutbild*
- Ferritin
- CRP

* Wenn es aus irgendeinem Grund nur möglich ist, Ferritin- und CRP-Werte rasch zu bekommen, kann auch ohne umfangreiches Blutbild gestartet werden.

Wichtige Begleitparameter
- Folsäure
- Vitamin B_{12}
- Vitamin D (25-OH)
- etc.

Auch zu viel Eisen ist schädlich für unseren Körper

Wie der Titel sagt, geht es in diesem Buch in erster Linie um Eisenmangel. Um diesen erfolgreich und sicher zu behandeln, sollten Sie wissen, dass auch zu viel Eisen im Körper schädlich ist. Aus ärztlicher Sicht ist also keine länger andauernde Therapie ohne vorherige Statusbestimmung empfehlenswert!

Es ist keinesfalls falsch, Ihren Eisenstatus auch dann einmal überprüfen zu lassen, wenn Sie aufgrund Ihrer Umstände wahrscheinlich nicht von einem Mangel betroffen sind. Vielleicht haben Sie ja zu viel Eisen im Körper und sollten den Grund dafür abklären?

Ein überfüllter Eisenspeicher kann ein Hinweis für falsche Ernährung, Belastungen der Leber, ein entzündliches Geschehen oder auch andere Probleme sein. Sollten Sie bei einer Messung zu hohe Werte haben (Faktenbox oben), ist das noch lange kein Grund zur Panik. Viele Menschen haben keine echte Hämochromatose (Seite 13), nehmen aber sehr viel Eisen auf, bevor ihr Körper mittels Hepcidin (Grafik Seite 20) die weitere Eisenaufnahme über den Darm blockiert.

Eine weitere Besonderheit des Eisens ist nämlich, dass der Körper keinen Mechanismus zur Verfügung hat, um überschüssiges Eisen auszuscheiden. Jeder von uns verliert täglich etwas Eisen über Schweiß, Stuhl, Urin oder Haut – und über Schleimhautabschilferungen. Bei Frauen kommt noch die Regelblutung dazu. Es gibt aber keinen Mechanismus, der, sagen wir, 100 mg Eisen einfach so ausscheiden könnte, wenn davon zu viel im Körper vorhanden wäre. Deshalb sollte man dem Körper keinesfalls Eisen in hohen Dosen zuführen, wenn er es gar nicht benötigt. Eine übermäßige orale Aufnahme kann der

Körper meist abwehren, indem der Darm die Absorption blockiert. Bei einer intravenösen Verabreichung als Eiseninfusion muss die Dosierung zweifelsfrei passen, da der Körper sich gegen einen möglichen Überschuss nicht wehren kann! Hat man das Eisen einmal intus, muss es der Körper verstoffwechseln oder in geeigneter Form (Ferritin) speichern, damit es nicht zu einem schädlichen Radikal für ihn wird. Zu schnell zu viel Eisen kann diese Kapazitäten überfordern.

Wie bei allen Stoffen im Körper, so gibt es auch beim Eisen eine »Dosis-Wirkungs-Kurve«: Der grüne Bereich ist mit dem Leben vereinbar, nur die äußersten Ränder führen zum Tod. Eisen hat also eine »große therapeutische Breite«.

Für jedes Spurenelement oder Vitamin und für jede sonstige chemische Struktur im Körper gibt es ein »Zuwenig« mit Mangelsymptomen, aber auch ein »Zuviel« mit Vergiftungserscheinungen. Manche Stoffe sind dabei recht »unkompliziert«. Das bedeutet, die grüne Fläche unter der Kurve zwischen den »Todeslinien« ist recht groß. Man spricht dann von einer großen therapeutischen Breite. Diese Stoffe sind nicht sehr gefährlich. Andere wiederum sind sehr »brenzlig«. Sind diese Stoffe nicht innerhalb einer sehr kleinen Fläche unter der Kurve vorhanden

Eisen hat eine große therapeutische Breite. Dies ist den vielen Speichermöglichkeiten aber auch der Möglichkeit der Umverteilung des Eisens von lebenswichtigen zu weniger wichtigen Funktionen geschuldet.

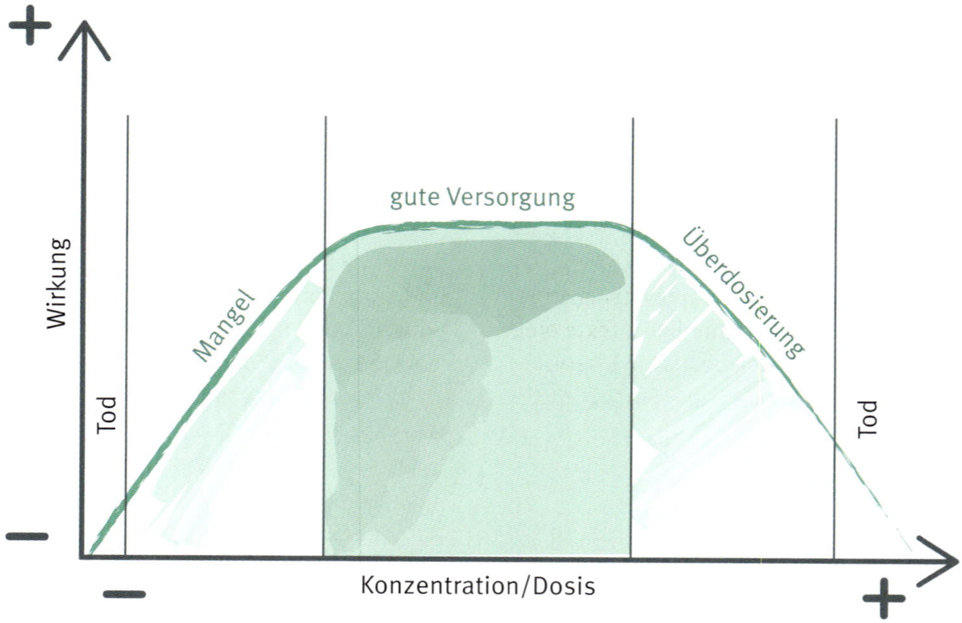

und werden ständig durch Regulationsmechanismen in diesem Bereich gehalten, kann dies unter Umständen tödlich enden!

Für Eisen gibt es eine recht klare Angabe zur täglichen Minimalzufuhr, die bei ca. 14 mg liegt, wobei dieser Wert je nach Lebensphase vom Kleinkind bis zur Schwangeren zwischen 0,5 und 30 mg erheblich schwankt.

- Neugeborene : 1 mg
- Kleinkinder: 0,5–1,5 mg
- Kinder: 0,5–1 mg
- Jugendliche: 1–2 mg
- Männer, Frauen postmenopausal: 0,5–1,1 mg
- Frauen, menstruierend: 0,7–2,4 mg
- Schwangere: 2–6 mg

Eine Obergrenze für die tägliche orale Eisenzufuhr ohne gesundheitliche Risiken ist bis dato nicht bekannt. Somit bleiben uns vorerst nur theoretische Überlegungen und der Hausverstand. In meiner täglichen Praxis ist letzten Endes der individuelle Patient der entscheidende Faktor dafür, ob 40 mg täglich sinnvoll sind, weil sie super vertragen werden und eine klinische Verbesserung bringen, oder ob bereits bei 15 mg Schluss ist, weil der- oder diejenige mit massiven Nebenwirkungen zu kämpfen hat. Meine Rolle dabei ist es, die Patienten vor gefährlichen und unsinnigen Therapieversuchen zu schützen und ihnen nachteilige Effekte einer zu langen oder zu hoch dosierten Eisentherapie ohne augenscheinliche Nebenwirkungen aufzuzeigen.

Wieso ist eine Eisenüberladung gefährlich?

Wenn der Körper auch nur kurzfristig mit der Menge an freiem Eisen überfordert ist, weil er es nicht als Ferritin speichern konnte, kommt die chemische Eigenschaft des Eisens zum Tragen: Freies Eisen gibt sehr gerne seine negativ geladenen Elektronen ab und »reduziert« damit andere Atome oder Moleküle. Sprichwörtlich gesagt: »Das Eisen rostet vor sich hin.« Das kennen Sie ja aus dem täglichen Leben, wenn Metalle mit Luft reagieren, »oxidieren« und sich rötlich braun verfärben.

Im Falle des Eisens in unserem Körper entstehen dabei wiederum sehr reaktionsfreudige Sauerstoffradikale, die überall oxidativen Stress machen! Dies geschieht ständig und überall im Körper und ist in vielen Situationen sogar sehr nützlich für den Körper, z. B. bei der Immunabwehr, bei der mittels dieser Radikale gezielt »Eindringlinge« unschädlich gemacht werden können. Im normalen Rahmen kann unser Körper diese Reaktionen mittels Antioxidantien auch sehr gut neutralisieren und »Oxidationsschäden« sofort wieder reparieren. Wird dieses Gleichgewicht jedoch durch zu viel freies Eisen gestört, kann der oxidative Stress nicht ausgeglichen werden und es kommt zu mehr oder weniger starken Schädigungen, die wir als Nebenwirkungen wahrnehmen.

Niemand braucht 500 mg Ferritin. Wenn bei Ihnen solch hohe Werte gemessen wurden und krankhafte Ursachen ausgeschlossen wurden, dann haben Sie womöglich einfach viel Fleisch und eisenreiche Lebensmittel gegessen oder Sie nehmen Eisen besonders gut auf. In diesem Fall können Sie anderen helfen und z. B. Blut spenden, denn Sie werden danach immer noch genügend Eisen in Ihren Speichern haben bzw. diese schnell wieder aufgefüllt haben.

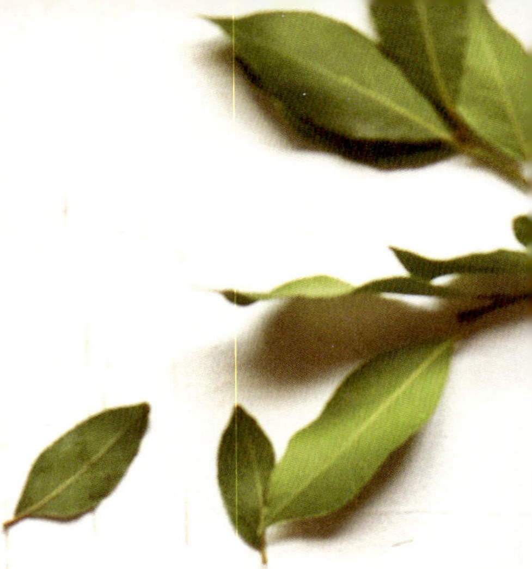

Vegane Erbsensuppe

4 Portionen

20 Min + 2 Std. Kochzeit + Einweichzeit über Nacht

80 g getrocknete grüne Erbsen oder 200 g TK-Erbsen • 1 Lorbeerblatt • 2 mittelgroße Zwiebeln • 1 Knollensellerie • 1 Stange Lauch • 3 Karotten • 1 daumengroßes Stück Ingwer • Kräutersalz • 3–4 Stängel Zitronenmelisse • Räuchertofu • Sojasauce

- Getrocknete Erbsen über Nacht einweichen. Einweichwasser weggießen und Erbsen mit kaltem Wasser abbrausen. Mit frischem Wasser nochmal aufsetzen und mit Lorbeerblatt zum Kochen bringen. Schaum abschöpfen. 20 Min. ohne Deckel kochen. Den Deckel auflegen und weitere 60 Min. kochen.

- Zwiebeln und Sellerie schälen und würfeln. Lauch waschen und in Ringe schneiden. Karotten putzen und würfeln. Ingwer schälen. Gemüse mit etwas Kräutersalz anbraten.

- Weiche Erbsen mit dem Kochwasser zum Gemüse geben. Erbsen und Gemüse sollten knapp bedeckt sein, ggf. noch etwas Wasser dazugeben. Gemüse und Erbsen weitere 35 Min. kochen.

- Alles fein pürieren und mit Kräutersalz abschmecken. Blätter der Zitronenmelisse in die Suppe geben.

- Räuchertofu in kleine Würfel schneiden und kurz anbraten. Etwas davon in jede Suppenschale geben und die Suppe heiß servieren.

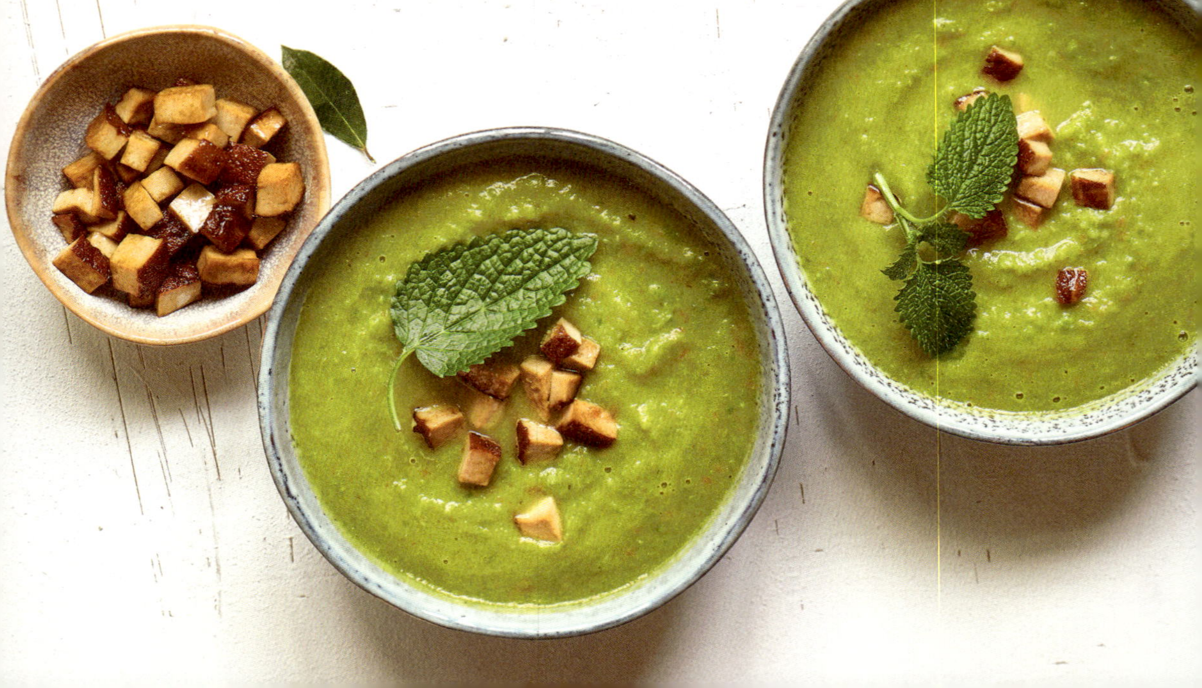

So erkennen Sie, ob Sie betroffen sein könnten

Dieses Kapitel zeigt Ihnen, wie Sie anhand von Symptomen, Ihrer Krankheitsgeschichte, möglichen Medikamenteneinflüssen und Laborwerten erkennen, ob ein Eisenmangel vorliegt.

Symptome

Symptome, die einen Eisenmangel zu 100% bestätigen, gibt es nicht. Dennoch gibt es Symptome, besser noch Symptomenkomplexe, die einen Eisenmangel sehr wahrscheinlich machen. Einige davon sind Ihnen wahrscheinlich bekannt, doch es gibt eine Reihe von Symptomen, die die wenigsten mit einem Eisendefizit assoziieren.

Die Klassiker:

- Müdigkeit, Schwäche, rasche Ermüdbarkeit
- Haarausfall und brüchige Nägel, Hohlnägel
- blasse Haut und blasse Schleimhäute

Die »Chamäleons« – Symptome, die nicht mit Eisenmangel assoziiert werden:

- Depressionen
- leichte Reizbarkeit
- Restless-Legs-Syndrom (unangenehmes Bedürfnis, die Beine zu bewegen, vor allem in Ruhesituationen)
- starke Lustlosigkeit, Antriebslosigkeit
- Konzentrationsstörungen
- Gedächtnisstörungen, Vergesslichkeit
- Schlafstörungen
- Infertilität (Unfruchtbarkeit)
- Amenorrhö (Ausbleiben der Periode)
- Kopfschmerzen
- Atemnot
- fehlende Leistungsentwicklung beim Sport
- Infektanfälligkeit
- Nervosität
- Appetitlosigkeit, Verstopfung
- u.a.

Natürlich kann jedes einzelne dieser Symptome auch andere Ursachen haben, aber wenn mehrere zutreffen und die ganz typischen dabei sind, ist ein Eisenmangel sehr wahrscheinlich und sollte abgeklärt werden. Anderenfalls kann es leicht passieren, dass man den Betroffenen unnötigerweise auf eine langwierige erfolglose Diagnose- und Therapierreise schickt.

Anamnese, Medikamente

Neben den Symptomen ist Ihre bisherige Krankheitsgeschichte natürlich ein ganz wesentlicher Faktor bei der Frage, ob Sie einen Eisenmangel haben könnten!

Es gibt einige Erkrankungen, die einen Eisenmangel sehr wahrscheinlicher machen, da sie wesentlich in den Eisenstoffwechsel im menschlichen Körper eingreifen. Entweder verschlechtern sie die Eisenaufnahme im Darm, oder sie führen zu einem erhöhten Eisenumsatz und erhöhten Verlust. Oft ist es gar nicht so sehr die Erkrankung selbst, sondern es sind die damit verbundenen notwendigen Medikamente, die dies verursachen.

Hier einige Beispiele für häufige Erkrankungen, die Eisenmangel verursachen können. Ich unterteile sie grob in zwei Gruppen, je nachdem, ob sie eher mit erhöhtem Verlust oder verminderter Eisenaufnahme vergesellschaftet sind. Manche passen in beide Gruppen.

Eisenverlust:

- Entzündungen der Magenschleimhaut (Gastritis): Verlust durch Mikroblutungen
- Entzündungen der Darmschleimhaut (Kolitis): Verlust durch Blutungen (akuter Schub)
- übermäßig starke Regelblutung (Hypermenorrhoe): Verlust durch sehr starke oder lange Menstruation, meist in Verbindung mit Myomen (gutartige Wucherungen der Muskelschicht der Gebärmutter)
- Schmerzsyndrome, die Schmerzmittel benötigen: Verlust durch Einnahme von NSAR (Schmerzmittel, die Mikroblutungen verursachen können)
- Erkrankungen, bei denen Blutverdünner notwendig sind: Thrombosen, Schlaganfall, Herzerkrankungen, Vorhofflimmern u. a. (Mikroblutungen im Magen, Darm oder in der Niere)
- Blutverlust durch Hämorrhoiden und Analfissuren (Blut am Klopapier)
- angeborene Blutgefäßerweiterungen im Darm, die zu unbemerkten Blutungen führen

Verminderte Eisenresorption:

- Entzündungen der Darmschleimhaut (Kolitis): Resorptionsstörung durch Schädigung der Darmwand
- Gluten-, Laktose-, Fruktoseintoleranz: Resorptionsstörungen durch geschädigte Darmwand
- alle Erkrankungen mit erhöhten Entzündungswerten im Blut, z. B. Gelenkentzündungen (Hemmung der Aufnahme im Darm sowie Verteilung im Körper), Fettleibigkeit (Entzündungsherd Bauchfett), Diabetes, COPD, Nikotinabusus, Autoimmunerkrankungen, Tumorerkrankungen etc.

Besonders bei den entzündlichen Erkrankungen kommt es zu einer besonderen Form des Mangels, dem funktionellen Mangel. Dabei kann zwar prinzipiell genug Eisen im Körper vorhanden sein, dennoch steht es wichtigen Funktionen nicht zur Verfügung, da es im Speicher verschlossen wird. Dies ist eine Schutzreaktion des Körpers gegen die fördernde Wirkung des Eisens bei Entzündungen und Tumorwachstum. In solchen Situationen misst man also zwar hohe Speichereisenwerte im Labor, aber dennoch haben die Patienten deutliche Symptome oder gar eine Blutbildungsstörung (Anämie). Man spricht dann von einem »funktionellen Eisenmangel.« Kurz: Theoretisch ist genug Eisen da, der Körper kann aber nicht darauf zugreifen, da das Eisen aufgrund von

Störmechanismen im Ferritinspeicher »gefangen« bleibt.

Solche Patienten brauchen auf jeden Fall ärztliche Betreuung bei der Therapie! Die alleinige Eisengabe ohne umfassende Betreuung des Vitamin- und Antioxidantien-Status halte ich in diesem Fall für keine gute Idee.

Sollten Sie an einer der oben genannten »Problematiken« leiden, haben Sie ein vielfach erhöhtes Risiko für Eisenmangel. Es reicht schon aus, dass Sie früher einmal eines dieser Probleme hatten!

Es kommen immer wieder Patienten zu mir, bei denen aufgrund der momentanen Umstände ein Eisenmangel kaum möglich scheint. Im Rahmen der Befragung über die Vorkommnisse der letzten Jahre (Diäten, Krankheiten, Blutspenden, Schwangerschaften etc.) ist jedoch klar eine Zeit des massiven Eisenverlustes zu erkennen, die erklärt, wie es damals zu einer völligen Entleerung der Eisenspeicher gekommen ist. Wenn diese Entleerung nie erkannt oder notfalls mittels Infusionen behandelt wurde, kann es Jahre dauern, bis sich diese Patienten von ihrem Defizit erholen, wenn ihnen dies überhaupt jemals gelingt.

Gerade bei menstruierenden Frauen lässt sich der periodische Eisenverlust durch die Regelblutung mit guter Ernährung gerade so ausgleichen. Kommt es allerdings aus irgendeinem Grund zu einem »Second Hit«, also einem Ereignis mit zusätzlichem Eisenverlust, werden die Eisenspeicher stark angegriffen. Hält dieser Zustand länger an, werden sie komplett entleert und können ohne zusätzliche Hilfe nicht wieder gefüllt werden. Ist die Ernährung schlecht und beinhaltet wenig Eisen, reicht schon eine durchschnittliche Regelblutung, um die Speicher kontinuierlich zu entleeren.

Was bleibt, sind die Symptome, die die Betroffenen oft nicht zuordnen können. Hat man in so einer Situation keine brauchbaren Vorbefunde mit komplettem Eisenstatus, ist es unter Umständen schwer, den Eisenmangel gleich zu erkennen – besonders, wenn es niemanden gibt, der einem sagen kann, welche Eisenwerte vorher eigentlich »normal« waren. Wenn sich die Veränderungen »nur« im Ferritin abspielen und dieses noch im Referenzwert des Labors liegt (welcher meist auch viel zu niedrig angegeben wird), ist die Wahrscheinlichkeit groß, dass die Beschwerden nicht ernst genommen werden und kein Behandler auf die Idee kommt, dass ein Eisenmangel vorliegen könnte.

Bisherige Laborbefunde

Sollten Ihre Eisen-, also Ferritinwerte auch schon früher niedrig gewesen sein oder es zumindest Hinweise für eine schlechte Eisenversorgung im Blutbild gegeben haben, erhöht dies natürlich die Wahrscheinlichkeit, dass Sie aktuell von einem Eisenmangel betroffen sind. Und zwar deutlich. Vor allem, wenn der Mangel nie richtig behandelt wurde.

Die Patienten, die zu mir kommen, haben meistens schon mehrere Laborbefunde machen lassen, auch wenn meist nicht alle wichtigen Eisenparameter kontrolliert wurden. Ich finde es trotzdem besonders wichtig, aber auch interessant, sich möglichst alle Befunde anzusehen und sie mit den Erzählungen und »Life-Events« der Patienten chronologisch abzugleichen. Das benötigt freilich Zeit, im Gegenzug bekommt man aber einen sehr guten Eindruck von der Problematik der Patienten und lernt sie besser kennen!

Kurz: Den aktuellen Eisenstatus zu kennen, ist essenziell; um einem Patienten jedoch wirklich helfen zu können, müssen Werte und Befinden über einen längeren Zeitraum beobachtet werden.

Wir bemühen uns sehr, dass alle Patienten einen aktuellen, vollständigen Eisenstatus und auch alle Vorbefunde, soweit vorhanden, mitbringen. Dennoch sind in meiner täglichen Arbeit immer wieder folgende Hürden zu überwinden:

- Es wurde noch nie ein richtiger Eisenstatus erhoben.
- Man muss sich durch unzählige, ungeordnete Befunde unterschiedlicher Labore mit wechselnden Parametern wühlen. Dies ist sehr zeitaufwändig und gibt nur ein unvollständiges Bild.
- Die Befunde wurden bisher falsch interpretiert und der Patient glaubt, er habe gar keinen Eisenmangel.
- Es wurde ein Eisenmangel diagnostiziert und therapiert, dann aber gar nicht oder nicht zum richtigen Zeitpunkt kontrolliert. Niemand weiß, ob die Therapie jemals erfolgreich war.
- Dem Patienten wurde gesagt, er habe einen Eisenmangel und brauche unbedingt eine Infusion, obwohl er ausreichend Eisen hat und sein Problem ein anderes ist.

Die Gründe dafür sind mannigfaltig und liegen am medizinischen System, an mangelndem ärztlichem Interesse oder fehlender Aufmerksamkeit für das Problem »Eisenmangel«, obwohl es so viele Menschen und vor allem Frauen betrifft.

Ich kann daher jeder und jedem, die oder der sich mit der Frage »Eisenmangel, ja oder nein?« ernst genommen fühlen möchte, nur empfehlen, sich an einen Arzt zu wenden, der sich dafür interessiert, sich die notwendige Zeit nimmt und strukturiert an die Sache herangeht.

»Diagnose – Therapie – Kontrolle« sollte das Motto sein!

Dazu ist es wichtig, dass der Arzt Ihres Vertrauens zuerst Ihre »Eisenvergangenheit« aufarbeitet und Sie dann auch über längere Zeit begleitet, bis sichergestellt ist, dass Sie ausreichend mit Eisen versorgt sind. Dies ist letzten Endes eine individuelle Sache und kann nicht für jeden mit denselben Laborparametern beantwortet werden. Ich bemühe mich daher immer, die »Klinik« meiner Patienten, also ihre Beschwerden, Symptome etc., mit den reinen Laborwerten abzugleichen, wobei die »Klinik«, also das individuelle Wohlbefinden, Trumpf ist! Ein einzelner Laborwert ist und bleibt eine Zahl, die auch einmal ganz weit daneben liegen kann! Seien Sie sich dessen immer bewusst!

Einer meiner Dozenten, Dr. Henning Sator, der sich sehr viel mit Laborauswertungen und deren Bedeutung für die Patienten auseinandergesetzt hat (und immer noch tut), hat in seinen Vorträgen immer gesagt: »Wer misst, misst Mist!« Er meinte damit, dass sich jeder behandelnde Arzt, der bei seinen Patienten Messungen durchführt, immer bewusst sein sollte, dass ein einzelner Wert ganz falschliegen kann und man sich daher nie nur auf Laborwerte verlassen sollte! Was er damit aber nicht meinte, ist, dass es keinen Sinn ergibt, diese Messungen nicht durchzuführen, da wir ohne diese Werte meist noch viel mehr im Dunkeln tappen würden und unseren Patienten erst recht nicht helfen könnten! Das Labor ist also trotz allem ein unverzichtbares diagnostisches Hilfsmittel – und eine umfassende Laborgeschichte liegt selten falsch!

Wenn Sie Ihre Laborwerte chronologisch ordnen und mit gesundheitsrelevanten Ereignissen abgleichen, sollte sich ein plausibles Bild ergeben. Wenn das nicht der Fall ist, kann eine Fehlmessung vorliegen oder sich etwas gravierend in ihrem Körper verändert haben. Wenn Sie noch nie Laborwerte interpretiert haben, werden Sie sich allein schwertun, die richtigen Schlüsse bei Veränderungen Ihrer Werte zu ziehen. Interessiert man sich für das Thema und hat man die Zusammenhänge einmal verstanden, kann man sich durchaus auch selbst kontrollieren und sich nur bei Unklarheiten an einen Arzt wenden. Es freut mich, sagen zu können, dass ich einige Patienten habe, die mich nur noch selten benötigen, um ihr »Eisenlabor« zu interpretieren.

Lassen Sie sich von niemandem einreden, Sie bräuchten eine Eiseninfusion, nur weil Ihr Ferritinwert bei lediglich 60 ng/ml liegt, Sie aber überhaupt keine Beschwerden haben. Umgekehrt gibt es aber viele Patienten, die bei diesem Wert eindeutige Symptome aufweisen und sich nach der Anhebung auf 150 ng/ml viel besser fühlen! Es bedarf also eines erfahrenen Arztes, der auf die individuellen Bedürfnisse jedes einzelnen Patienten eingeht und individuell behandelt. Meiner Erfahrung nach ist es ein großer Fehler, alle Patienten in eine Schublade zu stecken und nur Laborwerte zu korrigieren, ohne auf das klinische Bild der Patienten einzugehen.

Faktenbox Erkennen – Therapieren – Kontrollieren

- Symptome zuordnen
- Risikofaktoren erkennen
- Labordiagnostik mit relevanten Parametern durchführen
- 2–4 Wochen konsequent oral therapieren
- zeitnahe Kontrolle relevanter Parameter
- evtl. nochmals 2–4 Wochen adaptieren und intensivieren
- nochmalige Laborkontrolle und Dokumentation
- bei fehlender Wirkung: zum Arzt, evtl. Infusion
- regelmäßige Nachkontrollen
- wenn möglich, Ursachen des Eisenverlustes beheben

Grüner Saft

2 Portionen
5 Min.

Basis
1 Salatgurke • 2 Stangen Sellerie • 3 Röschen Brokkoli

optional Obst
1 Birne • 1 Apfel

optional Kräuter
einige Stängel Petersilie und Koriander • eine Handvoll Basilikum • Aloe-vera-Gel-Saft • Löwenzahnblätter • 1 TL Gerstengraspulver • 1 cm frischer Ingwer

- Alles mit etwas Wasser je nach Wunsch in den Mixer geben und pürieren.

- Für einen Saft einen Entsafter verwenden oder den Mix durch ein feines Haarsieb oder Kaffeefilter seihen.

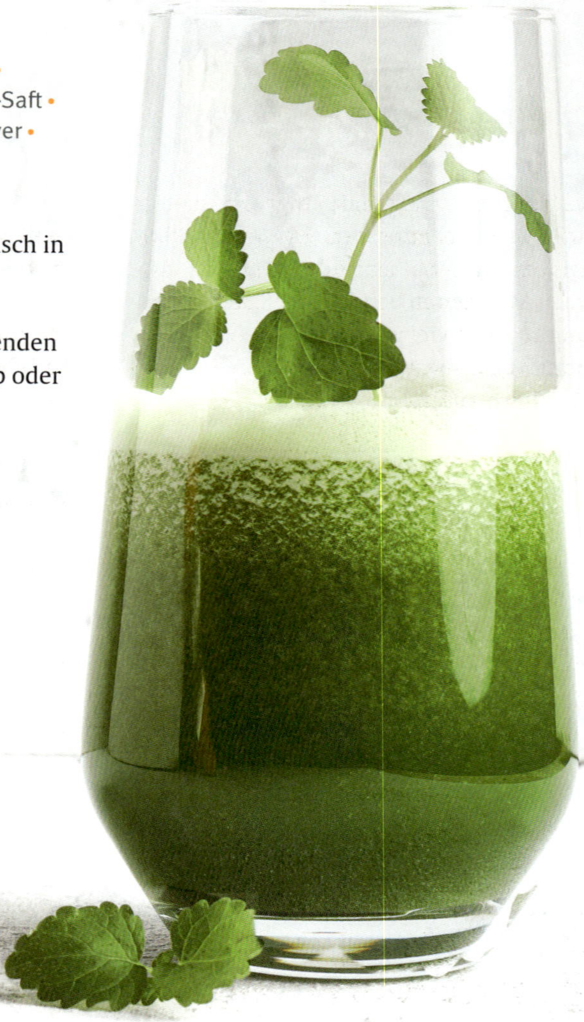

Führen Sie Ihrem Körper ausreichend Eisen zu?

Auf den folgenden Seiten erfahren Sie, welche Lebensmittel reich an Eisen sind, wie gut Ihr Körper das Eisen verwerten kann und welche Stoffe die Aufnahme fördern. Deckt Ihre Ernährung Ihren Eisenbedarf ?

Das ist die entscheidende Frage und so leicht gar nicht zu beantworten. Wer kann schon sagen, wie viel Milligramm Eisen seine täglichen Mahlzeiten beinhalten? Eben. Dazu kommt: Noch viel weniger können wir uns darauf verlassen, wie viel davon im Darm tatsächlich aufgenommen wird!

Bioverfügbarkeiten von Eisen

Ein wesentlicher Faktor ist jedenfalls die sogenannte »Bioverfügbarkeit«. Die Bioverfügbarkeit eines Stoffes bezeichnet den Anteil einer Substanz (z. B. eines Medikaments, Nährstoffs oder Schadstoffs), der nach der Aufnahme in den Körper unversehrt in den Blutkreislauf gelangt und somit für die Wirkung am Zielort zur Verfügung steht. Intravenös verabreichte Arzneimittel haben per definitionem eine Bioverfügbarkeit von 100 %. Die Bioverfügbarkeit von oral zugeführtem Eisen schwankt zwischen ca. 10 und 30 % und ist von vielen Faktoren abhängig, die ich im Folgenden erklären werde. So weit, so gut, klingt logisch, aber wie ist das beim Eisen?

Wer denkt, er wisse schon alles über Eisen in Lebensmitteln, der irrt gewaltig. Ich war bei meiner Recherche für dieses Buch selbst sehr überrascht, wie kompliziert die Frage nach der Bioverfügbarkeit von Eisen tatsächlich ist!

Ein wesentlicher Aspekt der Aufnahme von Eisen im Darm ist seine Bindungsform, von der bisher im Wesentlichen drei Formen bekannt sind – dazu etwas später im Abschnitt »Nahrungsergänzungsmittel« (Seite 66).
Bei vielen Lebensmitteln ist allerdings noch vollkommen unklar, wie das Eisen überhaupt gebunden ist! Hierzu müssen erst neue Messverfahren entwickelt werden und es benötigt möglichst reale Messmodelle, um den biologischen Weg des Eisens im Körper verfolgen zu können. So muss man sich

z. B. überlegen, welche Art der Nahrungsmittelzerkleinerung eisenhaltiger Lebensmittel im Rahmen des Versuches am ehesten dem Kauen beim normalen Essvorgang entspricht oder welche anderen Verbindungen gleichzeitig in dem Nahrungsmittel vorhanden sind, die die Eisenaufnahme hemmen oder auch fördern können.

Apropos »Kauen«: Wie Sie an den Überlegungen der Wissenschaftler zur Berechnung der Bioverfügbarkeit eines Stoffes im Rahmen eines wissenschaftlichen Experimentes sehen können, ist »Kauen« ein Schlüsselfaktor, wenn es um die Aufnahme, also Bioverfügbarkeit, in unserem Körper geht. Ausreichendes Kauen und Einspeicheln des Nahrungsbreies in der Mundhöhle ist der am Anfang stehende, unverzichtbare Schritt der stufenweise stattfindenden Zerkleinerung aller Lebensmittel von der Makro- bis zur Mikroebene, vom mechanischen »Zermahlen« bis zur biochemischen enzymatischen Aufspaltung in den winzigen Bürstensäumen unserer Darmzotten. Gleich vorweg: Hier lassen ganz viele Menschen ein riesiges Potenzial liegen, indem sie das Kauen sträflich vernachlässigen und so die Bioverfügbarkeit vieler Stoffe reduzieren. Mehr dazu im folgenden Abschnitt »Resorptionsfördernde Substanzen« (Seite 35).

Auf der anderen Seite hängt die Bioverfügbarkeit auch vom Zustand des Körpers zum Zeitpunkt der Einnahme ab. Wie Sie bereits gelesen haben, gibt es Regelkreise (Hepcidin, Seite 21), die die Bioverfügbarkeit massiv herabsetzen können. Auch das sollte man berücksichtigen, wenn man beurteilen möchte, wie bioverfügbar das Eisen eines bestimmten Lebensmittels generell ist.

Schließlich stellt sich noch die Frage, wo man das aufgenommene Eisen messen kann. Welcher Parameter in welchem Organ oder welcher Zelle müsste sich wie ändern, damit man eine Aufnahme quantifizieren könnte? Wenn Sie eine Idee haben, wie das alles geht, melden Sie sich bitte bei mir! Aber Spaß beiseite! Bis wir all diese Fragen beantworten können, müssen wir von momentanen Annahmen ausgehen und das Beste daraus machen. Schließlich ist uns ja einiges schon bekannt!

Der zweite entscheidende Faktor ist natürlich die Ernährung: Gesunde Ernährung ist heutzutage sowieso ziemlich kompliziert ... das soll uns die Lust am Essen aber keinesfalls verderben!

Am Ende dieses Kapitels finden Sie eine Übersicht (Seite 38) über diverse eisenreiche Lebensmittel und deren Eisengehalt. Inhaltsstoffe, die die »Bioverfügbarkeit« des Eisens aus diesen Lebensmitteln noch verbessern, finden Sie im Abschnitt »Resorptionsfördernde Substanzen« (Seite 35).

Eisenaufnahme über die Nahrung

Zunächst ein paar allgemeine Beobachtungen von mir zum Thema Ernährung und Eisen.

Meiner Erfahrung nach kann man Ernährungsgewohnheiten grob in drei Gruppen einteilen:

Gruppe 1 kümmert sich nicht viel um Ernährung, isst, worauf sie Lust hat oder was eben gerade verfügbar ist, wenn der Hunger drängt. Dabei stellt sich meist ein Zuviel an Fleisch aus Massentierhaltung, Weißmehl, Zucker, Salz und tierischen Fetten sowie vielen künstlichen Zusatzstoffen ein. Die Folgen: Neben Fettpölsterchen führt dies über die Jahre hinweg zur Reizung der Magen- und Dünndarmschleimhaut sowie negativen Veränderungen des Mikrobioms. Alles schlecht für eine gute Eisenaufnahme. Selbst wenn die Eisenzufuhr hoch ist, kann das Eisen aufgrund der Folgen dieser Ernährung nur schlecht resorbiert werden. Die Fettpölsterchen und die Organverfettung mit der daraus resultierenden »Silent Inflammation« erschweren ebenfalls die Eisenaufnahme in der Dünndarmschleimhaut. Grund dafür ist wiederum der schon erwähnte »Hepcidin-Regelkreis« (Seite 21). Kommt dann auch noch die Einnahme von »Lifestyle-Medikamenten« wie des guten alten »Magenschutzes« dazu, wird der Aufnahme vieler wichtiger Vitamine und Spurenelemente, ganz besonders von Eisen, nochmals ein Hindernis in den Weg gelegt. Diese Gruppe ist klassisch vom »stillen Hunger« betroffen, sie nimmt zwar genug Kalorien, aber zu wenig Vitamine und Spurenelemente, auf.

Gruppe 2 folgt nach reiflicher Überlegung konsequent einer ganz bestimmten Diätform und leistet sich maximal »Ausrutscher« in andere Ernährungsformen. Viel propagierte moderne Ernährungsformen legen den Fokus auf fleischlose, eventuell sogar rein pflanzliche Kost. Bei allen Vorteilen, die diese Ernährung mit sich bringt, birgt sie doch die Gefahr, sehr wenig Eisen zu liefern. Vor allem, wenn man nicht genau weiß, was man tut, und nicht bereit ist, den erhöhten Aufwand bei der Essenszubereitung in Kauf zu nehmen. Die deutlich schlechtere Bioverfügbarkeit des in Pflanzen enthaltenen Eisens setzt Kenntnisse über die richtige Lebensmittelauswahl, Zubereitung und Kombination voraus, um mit dieser Ernährungsform eine stärkere Regelblutung oder etwa intensiveren Sport eisentechnisch ausgleichen zu können. Im Prinzip macht diese Gruppe viel richtig, speziell Frauen müssen aber schon gezielt hochwertige »Eisenlieferanten« ergänzen, um nicht in ein Defizit zu rutschen.

Gruppe 3, eine sehr kleine Gruppe, lässt sich von neuen Trends nicht irritieren, bemüht sich, gesunde Mischkost zu essen. Dabei achtet sie auf eine Mischung aus etwas Fleisch und Fisch in guter Qualität, täglich Gemüse mit hochwertigen Ölen und nutzt die Vielfalt der pflanzlichen Kohlehydrate – und Eiweißspender als Beilage. Zudem würzt sie gerne, nicht nur mit Salz und Pfeffer, meidet weißes Mehl, hält sich generell bei Brot, Nudeln, Reis und Kartoffeln etwas zurück, vor allem, wenn gerade weniger sportliche Aktivität möglich ist. Diese dritte Gruppe hat meiner Erfahrung nach die besten Chancen, über die Nahrung ausreichend Eisen aufzunehmen.

Um die Problematik der Eisenaufnahme über die Nahrung etwas besser zu verstehen, muss man wissen, dass Eisen in unterschiedlichen Formen in unserer Nahrung vorkommt, die auf jeweils anderen Wegen im Darm aufgenommen werden.

Momentan sind drei Arten von Eisen in Lebensmitteln bekannt:

1. zwei- oder dreiwertige Eisenverbindungen (Fe^{2+} oder Fe^{3+})
2. Häm-Eisen
3. Ferritin-Eisen

Für jede dieser Arten gibt es im Darm einen eigenen Transportmechanismus:

- den divalenten Metallionentransporter (DMT1)
- das Häm-Carrier-Protein-1 (HCP-1)
- den Ferritin-Port

Dies ist für Sie vor allem deshalb wichtig, weil nicht jeder jede Form von Eisen gleich gut aufnehmen kann. Wenn Sie also z. B. schon länger erfolglos versuchen, Ihren Eisenspeicher mit einer zweiwertigen Eisen-Fumarat-Verbindung aufzufüllen, ist es wenig sinnvoll, dieselbe Verbindung eines anderen Herstellers zu versuchen. Probieren Sie es stattdessen z. B. lieber mit einem Häm-Eisen-Präparat und testen Sie, ob diese Form des Eisens effizienter von Ihrem Darm aufgenommen wird.

Die Resorption über das Häm-Carrier-Protein-1 (HCP-1) scheint die effektivste Variante zu sein. Vegetarier können von diesem Transportmechanismus leider nicht profitieren. Für sie ist speziell der relativ neu entdeckte Ferritin-Port interessant. Hier wird der Großteil des in Pflanzen vorhandenen Eisens aufgenommen. Der dritte und derzeit letzte bekannte Aufnahmeweg, der »divalente Metallionentransporter«, steht allen zur Verfügung, ist jedoch am »störungsanfälligsten«. Bei diesem Transporter konkurriert Eisen mit allen anderen chemischen Salzen um die Aufnahme und wird daher bei so gut wie allen Mahlzeiten nur zu einem kleinen Teil resorbiert, da sich das Eisen quasi mit anderen zweiwertig geladenen Metallionen »in der Schlange anstellen« muss, bis es aufgenommen werden kann.

Bioverfügbarkeit:
- HÄM-Eisen: ca. 25 %
- Ferritin-Eisen: ca. 10–15 %

Bis vor einigen Jahren war die Wissenschaft der Meinung, dass pflanzliches Eisen von unserem Darm nur äußerst schlecht resorbiert werden könne. Dann entdeckte man einen Transportmechanismus im Darm, der offenbar doch dazu geschaffen war, pflanzliches Ferritin in den Körper zu schleusen. Sogleich brachten viele Hersteller Nahrungsergänzungsmittel mit pflanzlichen Eisenquellen auf den Markt, z. B. Curryblatt-Eisen. Einige meiner Patienten kommen sehr gut mit diesen Präparaten zurecht und schaffen es, ihre Speicher damit aufzufüllen. Andere jedoch reagieren mit Übelkeit, und ihre Ferritinwerte steigen im Labor nicht an.

Meine Erfahrung ist daher, dass leider nicht jeder seinen Bedarf ohne Häm-Eisen decken kann. Wer sich also nicht gänzlich einer der drei Eisenformen verschließt, erhöht seine Chancen, ohne Infusionstherapie auszukommen. Gott sei Dank gibt es diese Möglichkeit aber auch noch! So kann auch jenen geholfen werden, die – wieso auch immer – oral zu wenig Eisen aufnehmen können.

Der Grund für die unterschiedliche Bioverfügbarkeit liegt an den unterschiedlichen Wegen der Aufnahme durch die Darmwand. So muss z. B. das dreiwertige Eisen zuerst auf zweiwertiges reduziert werden, damit dieses überhaupt durch einen speziellen Transporter in die Darmwandzellen aufgenommen werden kann. Dabei gibt es freilich viele Hindernisse.

Für pflanzliches Ferritin wurde ein weiterer Resorptionsweg entdeckt, der mit »Clathrin-vermittelter Endozytose« funktioniert. Das heißt, nachdem das Ferritin an einen Rezeptor in der Zellwand gebunden hat, stülpt sich diese um den Ferritin-Rezeptor-Komplex nach innen ein und bildet eine »Blase« für den Transport ins Zellinnere. Dieser Prozess wird kaum von anderen Verbindungen blockiert und scheint somit weniger Störfaktoren zu unterliegen.

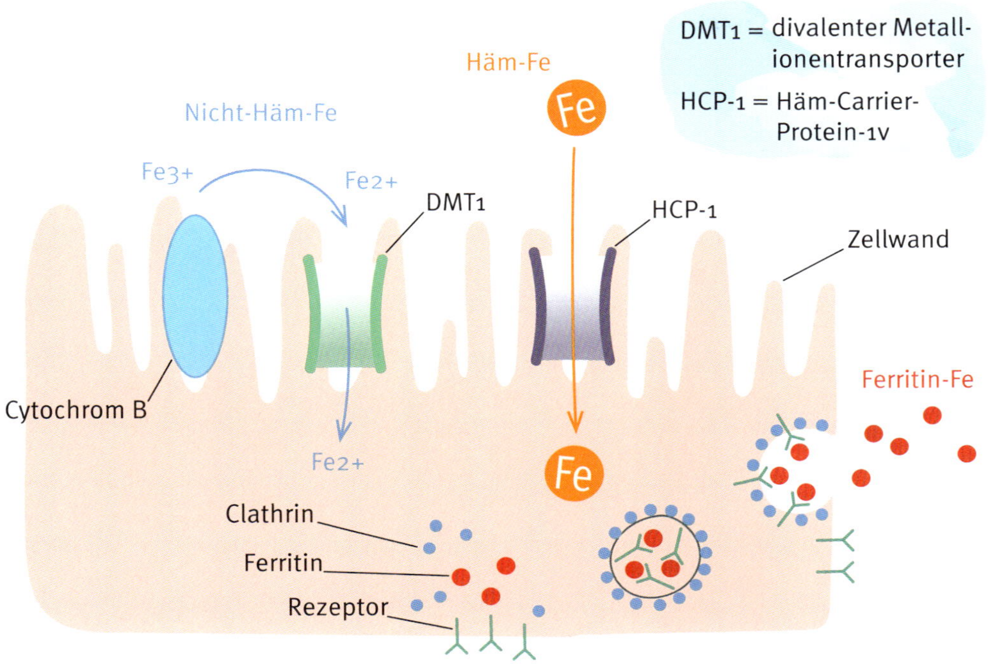

Je nach chemischer Struktur wird Eisen über unterschiedliche Transporter in die Zellen aufgenommen. Dies kann beim Einsatz oraler Eisenpräparate genutzt werden.

Ähnlich ist es beim Häm-Eisen aus Fleisch, das ebenfalls ohne Reduktionsprozess von einem eignen Transporter von den Darmwandzellen aufgenommen wird. Dieser Resorptionsmechanismus wird nicht von der Anwesenheit anderer Nahrungsbestandteile beeinflusst und läuft daher weitgehend ungestört ab.

Darüber hinaus enthält Fleisch zusätzliche Nahrungsbestandteile, die die Aufnahme des Häm-Eisens verbessern. Dazu zählen Verdauungsprodukte des Muskelgewebes (Peptide), die ähnlichen Effekte wie Vitamin C haben dürften und dreiwertiges auf zweiwertiges Eisen reduzieren und es so resorbierbar machen. Das Eiweiß aus Muskelgewebe wird durch Pepsin, das eiweißspaltende Enzym im Magen, besonders gut und schnell verdaut. Die dabei entstehenden Peptide fördern die Eisenaufnahme im oberen Dünndarm.

Wenn Sie also kaum Fleisch – speziell rotes – essen und dafür nicht besondere Gründe haben, verbessert sich womöglich Ihre Eisenbilanz enorm, wenn Sie zweimal in der Woche Rindfleisch essen.

Resorptionsfördernde Substanzen

Vitamin C ist die am besten untersuchte Hilfssubstanz bei der Eisenaufnahme im

Darm. Unabhängig von sonstigen Störfaktoren hilft es rein konzentrationsabhängig, das Nahrungseisen auf die gut resorbierbare zweiwertige Form zu reduzieren, um es über spezielle Metalltransporter in die Darmzelle einzuschleusen (Seite 101). Auch die vorhin schon erwähnten anderen Eisenformen werden in Anwesenheit von Vitamin C besser resorbiert!

Der geringe Vitamin-C-Gehalt vieler Lebensmittel ist vermutlich auch einer der Gründe dafür, dass heutzutage so viele an Eisenmangel leiden. Durch frühreife Ernte, zu lange Lagerung oder falsche Zubereitung enthalten viele Lebensmittel nur einen Bruchteil der möglichen Menge an Vitamin C, das dann bei der Resorption des Eisens im Darm fehlt!

Ebenso können Apfelsäure, Zitronensäure oder Milchsäuren aus fermentierten Lebensmitteln die Eisenaufnahme verbessern. Leider stehen fermentierte Lebensmittel, die diese Säuren enthalten, aber bei den wenigsten von uns auf dem Speiseplan.

Auch Karotten mit ihrem Beta-Carotin, Zwiebeln, Lauch und Knoblauch helfen bei der Eisenresorption. Es sind die schwefelhaltigen Verbindungen in diesen Lebensmitteln, die die Eisenaufnahme verbessern. Wie sieht Ihre Versorgung mit diesen Lebensmitteln aus?

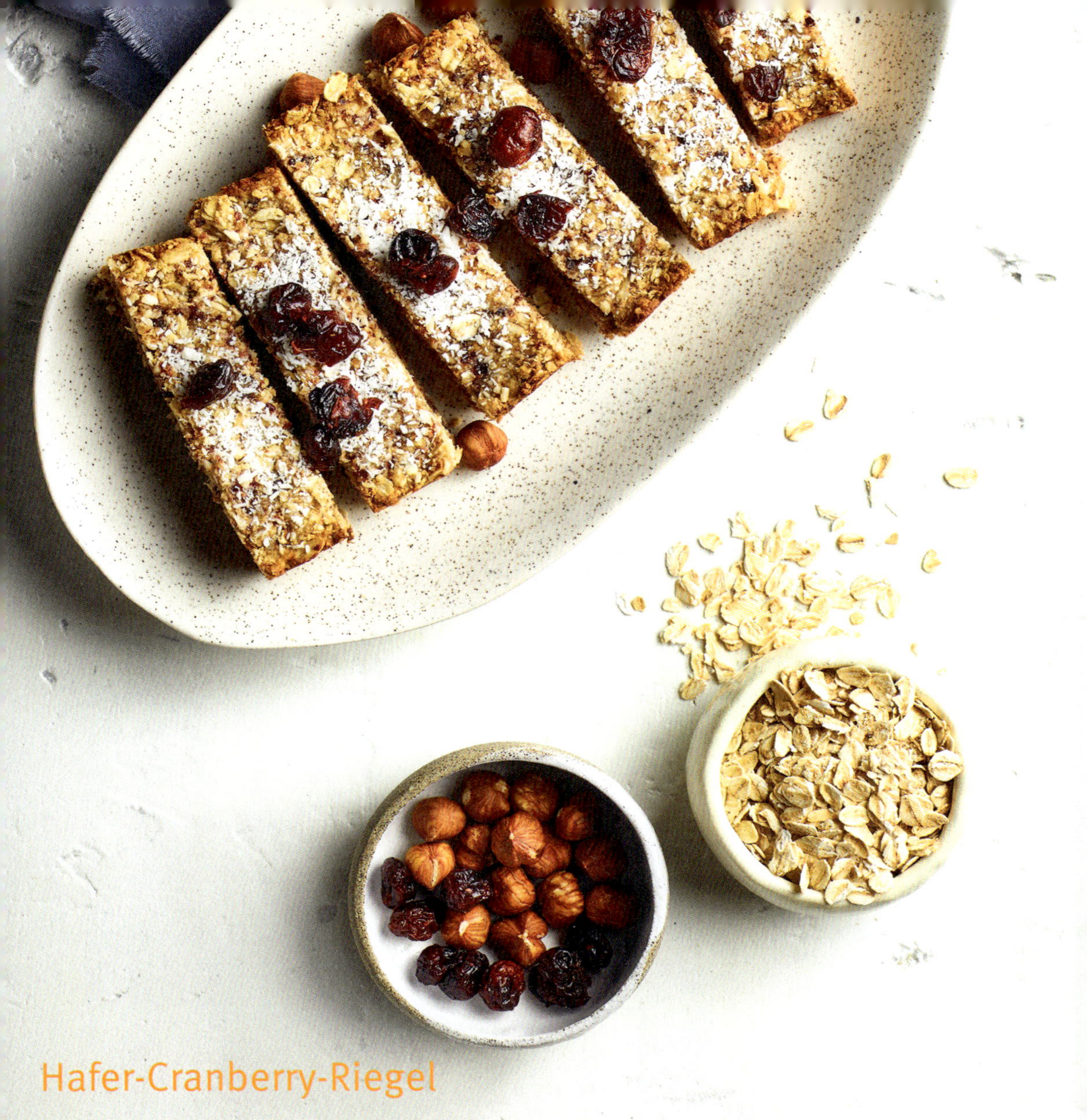

Hafer-Cranberry-Riegel

15 Riegel
30 Min. + 18 Min. Backzeit

100 g getrocknete Cranberrys • 100 g Haselnüsse • 50 g Butter • 120 g Erythrit • 150 g großblättrige Haferflocken • 40 g Kokosflocken

- Cranberrys und Haselnüsse fein hacken. Butter und Erythrit in einem Topf unter Rühren erhitzen. Haferflocken, Cranberrys, Haselnüsse und 35 g der Kokosflocken einrühren.

- Backform (Kastenform 30 cm) einfetten, mit wenigen Kokosflocken ausstreuen, Masse hineingeben und fest andrücken. Im auf 170 °C vorgeheizten Backofen ca. 18 Min. backen.

- Herausnehmen und 10 Min. abkühlen lassen, zu Riegeln schneiden und dann vollständig auskühlen lassen.

Lebensmittel und ihr Eisengehalt

Bei allen Lebensmitteln wird der Eisengehalt in mg pro 100 g angegeben, dabei handelt es sich um Durschnittswerte der genannten Lebensmittel.

Tierische Lebensmittel

- Schweineleber: 20 mg
- Kalbs-/Rinderleber: 7–8 mg
- Rindfleisch, Schweinefleisch, Kalbfleisch: 2–3 mg
- Geflügel (Huhn/Pute): 2 mg
- Blutwurst, Leberwurst: 6 mg
- Wurst und Schinken: 1,5 mg
- Konservensardinen: 2 mg
- sonstige Fische: 1 mg
- Vollei: 2 mg
- Eigelb: 3,5 mg

Pflanzliche Lebensmittel

Getreide:

- Hirseflocken, Amaranth: 9 mg
- Quinoa: 8 mg
- Roggenvollkornmehl, Bulgur, Haferflocken: 4,5 mg
- Grünkern, Vollkornteigwaren: 4 mg
- Weizenvollkornmehl, Buchweizen: 3,3 mg
- Naturreis: 3 mg
- Vollkornbrot, Knäckebrot: 2,8 mg

Nüsse:

- Kürbiskerne: 12 mg
- Sesamsamen: 10 mg
- Mohn, Pinienkerne: 9 mg
- Leinsamen: 8 mg
- Pistazien: 7 mg
- Sonnenblumenkerne: 6 mg
- Mandeln: 4 mg
- andere Nüsse: 2–3 mg

Hülsenfrüchte:

- Sojamehl, Sojagranulat: 10 mg
- Kichererbsen: 7 mg
- verschiedene Linsen und Bohnen: 5–10 mg

Gemüse und Pilze

- Pfifferlinge (frisch): 7 mg
- Spinat, Topinambur: 4 mg
- Schwarzwurzel: 3,5 mg
- Bärlauch: 3 mg
- Fenchel, Mangold: 2,5 mg
- Feldsalat, Grünkohl, Erbsen, Lauch, Mais, Karotten: 1,5 mg
- Tomaten, Gurken, Blumenkohl, Kohlrabi, Kartoffeln mit Schale: 0,7 mg

Obst und Trockenfrüchte

- Papaya: 6 mg
- Aprikosen: 3,5 mg
- Feigen: 3 mg
- Äpfel, Pflaumen: 2,5 mg
- Rosinen, Datteln, Mango, Bananen: 2 mg
- Johannisbeeren, Himbeeren, Erdbeeren: 1 mg
- Bananen, Äpfel, Orangen, Trauben, Ananas, Kiwi (frisch): 0,3 mg

Kräuter (frisch)

- Oregano: 7 mg
- Petersilie, Basilikum: 6 mg
- Kresse: 3 mg
- Brennnessel, Zitronenmelisse, Schnittlauch: 2 mg

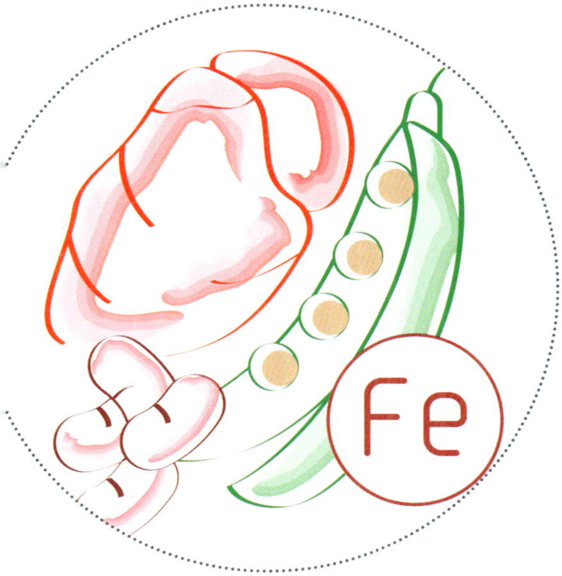

Sonstige Lebensmittel

- Spirulina-Alge (getrocknet): 30 mg
- Zuckerrübensirup: 25 mg
- Kakaopulver (zuckerfrei): › 20 mg
- Dunkle Schokolade: 7 mg
- Sojamilch: 4 mg
- Tofu: 2,5 mg
- Honig: 1,5 mg

Ohne nennenswerten Eisengehalt

- Diverse Salate: 1–2 mg
- Obst und Gemüse: meist ‹ 0,5 mg
- Nudeln: 0,5 mg
- Hühnerbrust: 0,3 mg
- Kartoffeln ohne Schale: 0,25 mg
- Weißer Reis: 0,14 mg
- Milch: 0,06 mg
- Haushaltszucker: 0,06 mg
- Joghurt: 0,05 mg
- Energiedrinks: 0,02 mg
- Diverse Käsesorten: 0,01 mg
- Kekse und Reiswaffeln: 0,01 mg

Diese abschließende Liste soll Ihnen hauptsächlich vor Augen führen, dass sehr beliebte, schnell zubereitete Gerichte wie Nudeln mit Tomatensoße, eine gebratene Hühnerbrust mit Reis oder ein Milchshake mit Banane keine geeigneten Eisenlieferanten sind. Auch das klassische Käsebrot oder ein Salat für die schlanke Linie bringen so gut wie kein bioverfügbares Eisen mit sich.

Energiedrinks sind richtiggehende Eisenräuber. Sie machen satt, weil sie viel Zucker enthalten, liefern aber so gut wie kein Eisen.

Verlieren Sie viel Eisen?

Manche verlieren mehr Eisen, als sie aufnehmen können – ohne es zu ahnen. Dieses Kapitel erklärt, wie Menstruation, intensive sportliche Aktivität und bestimmte Erkrankungen zu Eisenmangel führen können.

Wenn Sie eine Frau nach den Wechseljahren sind und schon länger keine Operation oder andere stärkere Blutungen hatten, fragen Sie sich vielleicht, wie Sie überhaupt Eisen verlieren sollten. Doch es sind nicht nur wahrnehmbare Blutungen, durch die wir Eisen verlieren. Jeder von uns scheidet tagtäglich Eisen beispielsweise über den Schweiß, den Stuhl oder den Harn aus und sollte diesen Verlust über die Nahrung wieder ausgleichen. Sonst geht es langsam, aber sicher Richtung Eisenmangel.

Eisenverlust bei Regelblutung

Bei den meisten Frauen im gebärfähigen Alter ist klarerweise die monatliche Regelblutung die Hauptursache für den Eisenverlust. Eine Frau kann sehr unterschiedlich viel Blut bei einer Monatsblutung verlieren. Es werden Mengen zwischen fünf und 80 ml genannt. Als normal wird eine Regelblutung beschrieben, wenn die Frau innerhalb von fünf bis sieben Tagen 40–50 ml Blut verliert. Dies ist normalerweise der Fall, wenn sie seltener als alle zwei Stunden den Tampon wechseln muss, sie mit kleineren Tampons auskommt und den Tampon in der Nacht nicht wechseln muss.

Als stark wird eine Regelblutung kategorisiert, wenn es zu 80 ml oder mehr Blutverlust kommt. Dabei müssen selbst besonders saugfähige Tampons mindestens alle 2 Stunden, oft auch nachts, getauscht werden. Die Menstruation dieser Frauen ist meist begleitet von starken Symptomen wie Kreislaufproblemen, Kopfschmerzen, starken Krämpfen etc.

Wie viel Blut Tampons, Binden, spezielle Unterwäschen etc. aufnehmen können, ist eine diffizile Angelegenheit. Menstruationsblut ist nicht mit »normalem« Blut und schon gar nicht mit einer wässrigen Lösung, mit der die Saugfähigkeit der Tampons jedoch meist von den Herstellern getestet wird, vergleichbar. Menstruationsblut ist visköser und beinhaltet auch Gewebsanteile, Zellen und Sekrete, die vor der Abstoßungsblutung in der spezialisierten Gebärmutterschleimhaut gebildet werden. So kommt es auch zu »Klumpen-Bildungen«, die von den Produkten schlecht aufgenommen werden können. Dann kommt es plötzlich zum »Überlaufen« der Produkte, obwohl diese noch gar nicht vollgesogen sind. Hinzu kommt, dass z. B. Tampons oder Binden in der tatsächlichen Anwendung etwas komprimiert oder geknickt werden, was die Saugfähigkeit zusätzlich reduziert. Laut einer Untersuchung von Emma DeLoughery (Department of Medicine, Oregon Health & Science University, Portland), die die Saugfähigkeit vieler Hygieneartikel mittels Erythrozytenkonzentraten überprüft hat, wird somit die Aufnahmekapazität der meisten Produkte von den Herstellern überschätzt. Es ist also sehr schwierig, anhand dieser Produkte eine genaue Einschätzung des tatsächlichen Blutverlustes während der Menstruation vorzunehmen.

Ich werde mich hüten, Ihnen Empfehlungen zum Einsatz von Monatshygieneartikeln zu geben, da fehlt mir die persönliche Erfahrung. Es scheint mir allerdings sinnvoll, zur besseren Abschätzung des monatlichen Eisenverlustes einige Zyklen lang eine sogenannte Menstruationstasse zu verwenden. Das Fassungsvermögen einer solchen Tasse zu bestimmen und in der Folge den Blutverlust in Milliliter genauer zu erfassen, sollte damit möglich sein. Einige dieser Produkte haben sogar Markierungen mit Milliliterangaben, was das Ablesen sehr vereinfacht.

Wie Sie in der Faktenbox oben nachlesen können, sind in jedem Milliliter Blut etwa 0,5 mg Eisen enthalten. Also verliert eine Frau selbst bei normaler Regelblutung zumindest 20 mg Eisen, bei starker Blutung 40 mg oder sogar noch mehr! Um dies auszugleichen, bedarf es vieler eisenreicher Mahlzeiten und sehr guter Bioverfügbarkeit. Beispielsweise müssten täglich etwa 280 g Rindfleisch gegessen werden, um die 40 mg Eisenverlust in 28 Tagen auszugleichen. Auch an diesem Beispiel kann man wieder sehen, dass allgemeine Angaben zur Eisenzufuhr sehr schwierig sind. Eine Frau mit 40 ml monatlichem Blutverlust hat einen völlig anderen Bedarf als eine Frau mit 80 ml. »Blinde« Therapien ohne vorherige Laborbestimmung können daher durchaus schaden, ohne einen Nutzen zu haben!

Faktenbox Blut und Eisen

- Etwa 25 m g Eisen fallen täglich beim Abbau von Hämoglobin und Proteinen an und werden sofort recycelt.
- 1 ml Blut enthält 0,5 mg Eisen.
- 1 Hämoglobin enthält 4 Eisenatome.
- Etwa 65 % des Eisens im Körper finden sich im Hämoglobin.
- Ein Mensch hat ca. 24–30 Billionen rote Blutkörperchen.
- Ein rotes Blutkörperchen beinhaltet rund 280 Millionen Hämoglobinmoleküle.
- Ein Erwachsener hat 120–180 g Hämoglobin pro Liter Blut.

Sportarten mit hohem Eisenumsatz

Unterschiedliche Sportarten wirken sich sehr unterschiedlich auf den Eisenstoffwechsel aus. Vor allem Sportarten mit repetitiven spontanen Muskelkontraktionen und Abfangen des Körpergewichts mit den Füßen in Verbindung mit einer hohen Herz-Kreislauf-Belastung haben einen hohen Eisenumsatz. So ist von Rekruten des österreichischen Bundesheeres die sogenannte »Marschanämie« bekannt, da bei ihnen nach langen Märschen mit schwerem Rucksack ein Abfall des Blutbildes gemessen werden kann.

Darüber hinaus verursacht intensiver Sport Mikroblutungen im Darm und eine erhöhte Ausscheidung von Erythrozyten und damit von Eisen über die Nieren. Nicht zuletzt geht dem Körper mit dem Schweiß über die Haut Eisen verloren.

Laut Untersuchungen schwitzt eine 70 Kilogramm schwere Person bei einer Stunde Joggen bei 15 Grad Celsius Außentemperatur ca. 0,8 Liter. Dieser Schweiß enthält ca. 0,56 mg Eisen/Liter. Somit ergibt sich eine Ausscheidung von gerundet 0,45 mg Eisen bei einer Stunde Laufen und kühlen Temperaturen. An heißen Tagen kann der Schweißverlust natürlich entsprechend höher ausfallen. Um diesen Verlust auszugleichen, bedarf es einer Mahlzeit mit ca. 4,5 mg gut resorbierbarem Eisen, da ja nur ca. 10 % tatsächlich aufgenommen werden können! Kohlenhydratreiche Mahlzeiten, wie sie von Sportlern nach solchen Trainings präferiert werden, mit nur wenig Eisengehalt füllen zwar die Glykogenspeicher rasch wieder auf, können aber den Eisenverlust nicht ausgleichen.

Typisches Negativbeispiel eines Sportleressens:

- 120 g Hartweizennudeln: ca. 1,8 mg Eisen
- 200 g Tomatensauce (Oliven, Zwiebel): ca. 1,0 mg Eisen
- 100 g Thunfisch: ca. 1,5 mg Eisen
- gemischter Salat (Blattsalat, Gurken, Tomaten, Paprika): vernachlässigbar
- 200 g Obstsalat (Orange, Apfel, Banane): ca. 0,25 mg Eisen

Macht in Summe ca. 4,55 mg Eisen. Also gerade genug, um das über den Schweiß verlorene Eisen auszugleichen. Sollte es ein heißerer Tag gewesen sein und der Sportler hat mehr geschwitzt als die 0,8 Liter, ist die Bilanz negativ. Ganz zu schweigen vom zusätzlichen erhöhten Eisenverlust über Niere und Darm!

Besser wäre:

- 120 g Vollkornnudeln statt Weizennudeln: ca. 4,8 mg Eisen
- 100 g Rinderhackfleisch statt Thunfisch: 2,5 mg Eisen

Somit käme man auf 8,55 mg Eisen und es wären auch ein stärkerer Schweißverlust sowie die zusätzlichen Verluste über Darm und Niere abgedeckt.

Ein weiterer Effekt bei regelmäßigem Ausdauertraining ist die Erhöhung des Blut-, genauer des Plasmavolumens, was zu einem anteiligen Abfall der Blutkörperchen sowie des Hämoglobins im Blut führt. Durch diesen Verdünnungseffekt sinkt auch der gemessene Ferritinwert bei an und für sich konstantem Gesamtkörpereisen. All diese Effekte sind bei Neustart einer sportlichen Aktivität besonders ausgeprägt. Die geübte Läuferin hat sich an die Belastung gewöhnt und der Körper verliert auf den genannten Wegen nicht mehr so viel Eisen. Eine Ausnahme stellt in diesem Zusammenhang das Schwitzen dar. Trainierte schwitzen meist schneller und mehr, da ihr Körper besonders darauf aus ist, die Körpertemperatur schnell zu regulieren. Zudem trainieren sie intensiver und länger, was ebenfalls die Schweißmenge erhöht. Daher ist es umso wichtiger, dass Leistungssportler ihren Eisenverlust, der durch das Schwitzen entsteht, ernst nehmen.

Sportler haben oftmals nur die anderen Mineralien, z. B. Magnesium, Kalzium und Natrium, im Blick und supplementieren hier mit Präparaten. Sicherlich sind auch diese Mineralien wichtig, jedoch hemmen diese Kombinationen die Eisenaufnahme, sodass es enorm wichtig ist, für einen Ausgleich zu sorgen, wenn erforderlich auch mit Supplementen!

Intensiver Sport hat übrigens wesentliche Auswirkungen auf Entzündungsprozesse im Körper. Diese Entzündungsprozesse führen zu einem Anstieg von Hepcidin im Blut und in der Folge zu einer gehemmten Freisetzung von Eisen aus den Darmzellen, also zu einer verminderten Eisenaufnahme. Somit sind intensive Trainingsphasen mit entsprechenden Entzündungsreaktionen im Körper, z. B. im Rahmen einer Wettkampfvorbereitung, häufig Auslöser eines länger andauernden Eisenmangels. Ein gesteigerter Verbrauch einerseits und die verminderte Aufnahme andererseits sind die logische Erklärung dafür!

Chronische Erkrankungen

Im Abschnitt »Krankheitsanamnese, Medikamente« (Seite 26) habe ich bereits einige Erkrankungen aufgezählt, die ursächlich für einen Eisenmangel sein können, da sie unmittelbar mit einem erhöhten Blut- und damit Eisenverlust verbunden sind. Wenn Sie von einer dieser Erkrankungen betroffen sind, sollten Sie definitiv Ihren Eisenstatus prüfen.

Hier nochmals eine kurze Auflistung der gängigsten Krankheiten, die mit Eisenmangel assoziiert sind:

- Magen-Darm-Erkrankungen
- übermäßige Regelblutung
- Herz-Kreislauf-Erkrankungen
- rheumatische Erkrankungen
- Nierenerkrankungen
- Tumorerkrankungen
- Essstörungen
- Mangelernährung

Blutspenden & Co

Es ist ein schöner Zug von Ihnen, wenn Sie anderen helfen wollen und Ihr Blut oder Teile davon spenden. Vergessen Sie aber nicht, die Verluste wieder auszugleichen, damit Sie nicht später selbst Hilfe benötigen.

So viel Eisen kostet Sie eine

- Blutspende: ca. 250 mg
- Plasmaspende: ca. 20–25 mg
- Stammzellspende: ca. 50 mg

Blut- und Plasmaspenden

An dieser Stelle möchte ich einen kurzen Ausflug in die Welt der Blut- und sonstigen Spenden machen, denen Sie sich womöglich schon einmal hingegeben haben, wahrscheinlich, weil Sie Gutes tun wollten.

Sollten Sie noch nie Blut oder Plasma gespendet haben, können Sie diesen Exkurs gerne überspringen, außer Sie möchten wissen wie viel Eisen man bei einer solchen Spende abgibt.

Bitte verstehen Sie mich nicht falsch, ich möchte niemanden davon abhalten, sein Blut oder Bestandteile davon zum Wohle anderer zu spenden. Aber ich halte es für sehr wichtig, dass sich sowohl Ärzte als auch Patienten über die Auswirkungen für die spendende Person bewusst sind. Dies ist nämlich keinesfalls immer der Fall!

Ich habe mich früher selbst auch öfter dabei erwischt, bei der Patientenanamnese zwar alles Mögliche abzufragen, am Ende dann aber doch zu vergessen, die Blutspende-Gewohnheiten ebenfalls anzusprechen. Erst wenn der Patient später im Gespräch erwähnte, dass er nach der letzten Blutspende diese und jene Symptome bemerkt habe, wurde mir mein Versäumnis und auch das fehlende Verständnis des Patienten für den Zusammenhang zwischen Eisenmangel und Blutspenden bewusst.

Diesen Vorwurf kann ich den Blutspende-Einrichtungen leider nicht ersparen, denn es wird zu wenig Aufklärung über Eisenmangel nach Blutspenden betrieben! Meiner Erfahrung nach wird vorab zwar eine ausführliche Anamnese über diverse Vorerkrankungen gemacht, um sicherzugehen, dass man als Spender in Frage kommt und keine Gefahr für den potenziellen Empfänger darstellt. Labortechnisch wird aber nur das Blutbild bestimmt und wenn keine Anämie vorliegt, dürfen Spender ihr Blut abgeben – und zwar satte 500 ml! Das sind 250 mg Eisen! Dass man sich ca. drei Monate nach einer Blutspende untersuchen lassen sollte, auch wenn man nach der Spende keine Symptome verspürt, aber erst recht, wenn man Symptome bemerkt, das sagt einem niemand.

Untersuchungen haben gezeigt, dass 32 % der weiblichen Erstspender und sogar 65 % der weiblichen sowie 42 % der männlichen Wiederholungsspender einen Speichereisenmangel (Ferritin ‹ 25 ng/ml) aufweisen. Bei einer anderen Untersuchung hatten 78 % der Frauen und 22 % der Männer vor der Blutspende einen Ferritinwert ‹ 30 ng/ml.

Bei derselben Untersuchung hatten 75 % der Probanden vier bis sechs Wochen nach der Blutspende eine Eisenmangelanämie, viele mit den klassischen Symptomen – sie erhielten daher eine orale oder intravenöse Eisentherapie. Nach weiteren acht bis 12 Wochen hatten beide Gruppen – also sowohl die Frauen als auch die Männer – wieder einen ähnlichen Hämoglobin-Level von 13,6 g/dl. Die orale Gruppe erreichte jedoch im Schnitt nur 25 ng/ml, die Infusions-Gruppe immerhin 105 ng/ml Ferritin.

Zusammengefasst bedeutet dies, dass es die meisten Patienten nach einer Blutspende nicht mehr schaffen, ihren eigenen Eisenspeicher wieder aufzufüllen, wenn sie nicht mit einer Eiseninfusion unterstützt werden.

Eine solche Nachsorge gibt es im normalen Setting einer Blutspende aber leider nicht! Sie war lediglich Teil der Untersuchungen im Rahmen dieser Studie. Im echten Leben erleiden viele Blutspender also langfristig einen Eisenmangel, wenn sie nicht aufgrund von Beschwerden ärztliche Hilfe suchen und mithilfe einer Eiseninfusion ihren Status korrigieren können!

Wenn man bedenkt, dass Frauen viermal im Jahr, Männer sogar sechsmal Blut spenden dürfen, würden sie insgesamt 1000–1500 mg Eisen spenden und hätten somit einen Bedarf von bis zu 50 mg Eisen täglich, um ihren Eisenspeicher über das Jahr zu halten. Über die Ernährung ist es nicht möglich, diesen Bedarf zu decken. Und ich bezweifle, dass den Spendern das bewusst ist oder es ihnen im Rahmen ihrer Spenden bewusst gemacht wird!

Auch wir Ärzte müssen uns in diesem Zusammenhang an die eigene Nase fassen: Nur 4 % denken bei einem Eisenmangel ihrer Patienten an Blutspenden als Ursache! Kein Wunder, dass wir so selten danach fragen! Wir kennen natürlich den Zusammenhang, haben ihn aber einfach nicht auf dem Schirm. Wahrscheinlich, weil wir davon ausgehen, dass uns Patienten über vergangene Blutspenden informieren würden. Seit mir diese Fehlannahme bewusst ist, steht die Frage nach vergangenen Spenden jedenfalls weit oben in meiner Frageliste, die ich mit meinen Patienten durchgehe.

Beim Plasmaspenden denkt man noch weniger daran, dass man auch hierbei Eisen verliert. Und zwar immerhin 20–25 mg pro Spende. Bis zu 50-mal pro Jahr darf man spenden, das macht in Summe also ca. 620 mg Eisenverlust.

Auch bei der Stammzellspende wird einem Blut abgenommen. Da man diese nur zweimal im Jahr erlaubt ist und man dabei jeweils nicht mehr als 100 ml Blut spendet, kommt man hier nur auf ca. 100 mg Eisen, die man irgendwie wiedergutmachen muss.

Da in 1 ml Blut ca. 0,5 mg Eisen enthalten sind, können Sie sich bei allen Arten des Blutverlustes ungefähr ausrechnen, wie viel Eisen Sie dabei verloren haben – und am besten auch, wie Sie es wiedergutmachen, wenn Sie nicht gerade Hämochromatose haben!

Ein Beispiel: Porridge etwa enthält ca. 5,5 mg Eisen pro 100 mg. Leider kann der Körper nicht das gesamte Eisen aus dem Porridge aufnehmen, sondern nur ca. 12 %. Um einen Blutverlust von nur 1 ml Blut auszugleichen, müssten Sie daher ca. 85 mg Porridge essen (5,5 × 0,8 5= 4,68 × 0,12 (%) = 0,56 mg Eisen, also etwas mehr als die 0,5 mg, die 1 ml Blut enthält).

Gibt es Faktoren, die Ihre Eisenresorption stören?

Nicht immer kommt das aufgenommene Eisen dort an, wo es gebraucht wird. Dieses Kapitel zeigt, wie bestimmte Medikamente und Darmerkrankungen die Eisenaufnahme beeinträchtigen.

Die Eisenresorption in unserem Körper ist vielen Störfaktoren ausgesetzt. Viele davon sind Begleiterscheinungen eines gestressten Lebensstils mit ungesunden Ernährungsgewohnheiten und ihrer Behebung mittels medikamentöser Therapien. Auch angeborene, vor allem Magen-Darm-Erkrankungen, kommen als Ursache in Frage.

Medikamente

Bei den Medikamenten ist mir eines ganz besonders wichtig, da sehr viele Menschen es einnehmen. Sie kennen doch sicherlich jemanden, der an einer Gastritis leidet. Darunter versteht man eine Entzündung der Magenschleimhaut. Diese kann unterschiedliche Ursachen haben. Meist entsteht sie durch einen falschen Lebensstil und wird sehr gerne mit einem »Magenschutz« (= PPI = Protonenpumpen-Inhibitor) behandelt, was bei einer echten Gastritis auch absolut sinnvoll ist, allerdings nur kombiniert mit echter Ursachenbehebung! Und genau dieses Medikament meine ich. Einfach weitermachen wie bisher und die Symptome mit einem Magenschutz »wegdrücken«, ist keine gute Idee! Ich erkläre Ihnen, warum.

Für das Eisen ist die Gastritis und deren dauerhafte Behandlung mittels »Magenschutz« dreifach schlecht. Zuerst führt die Entzündung der Magenschleimhaut zu Mikroblutungen und damit Eisenverlust. Daran anschließend kann die geschädigte Magenschleimhaut wichtige Verdauungsfaktoren nicht mehr in ausreichender Menge produzieren, was zu Mangelzuständen, z. B. bei Vitamin B_{12}, führt. Greift der Betroffene dann auch noch zum »Magenschutz« als Dauertherapie des Problems, statt die Lebensgewohnheiten zu ändern, ist das »Trio Infernal« perfekt! Der Magenschutz hemmt nämlich äußerst effizient die Produktion der Magensäure, die jedoch für eine gute Eiweißaufspaltung und somit für die Verdauung unerlässlich ist. Fehlt die Magensäure, können wir z. B. Fleisch viel schlechter verdauen und so das im Häm gebundene Eisen kaum noch herauslösen! Eisen in Ihrer Nahrung bringt nur dann etwas, wenn Sie es auch aufnehmen können.

Nicht zuletzt aufgrund des schmeichelnden Namens hat sich die Medikamentengruppe »Magenschutz« bei sehr vielen Menschen als Dauertherapie eingeschlichen, die man sich auch gerne einmal selbst verordnet, wann immer etwas im Bauch- oder Brustraum nicht ganz passt – also bei sehr unspezifischen »Krankheitsbildern«. Sehr oft handelt es sich dabei gar nicht um eine Gastritis, sondern um irgendein anderes Problem.

Wer schon einmal im Krankenhaus war, weiß, dass man kaum ohne die Verordnung eines solchen »Schutzes« wieder entlassen wird. Das hat damit zu tun, dass die meisten Menschen im Krankenhaus viele Medikamente bekommen, vor allem auch Schmerzmedikamente. Damit sie davon keine Gastritis bekommen, gibt man den Patienten eben einen Magenschutz dazu. Wer nach der Entlassung die Einnahme nicht aus »mangelnder Compliance« (schlechter Mitarbeit) beendet, schleppt dieses Medikament oft viel zu lange in seiner Medikationsliste mit, weil sich nach der Entlassung aus dem Krankenhaus niemand mehr zuständig fühlt, den Magenschutz wieder abzusetzen. Außerdem: Welcher Patient gibt schon gerne eine Tablette, die den Magen vor allem Möglichem »schützt«, wieder freiwillig her. Wo doch eh die meisten irgendein Problem in der Magengrube haben! Also wird es brav und dauerhaft geschluckt, auch wenn die Beschwerden schon längst weg sind. Sie könnten ja wiederkommen!

So gut diese Medikamente bei richtiger Indikation auch helfen, beachten Sie bitte: Sollten Sie auch einen »Magenschutz« einnehmen, prüfen Sie gemeinsam mit Ihrem Arzt kritisch, ob Sie ihn weiter benötigen oder doch weglassen können! Andernfalls müssen Sie langfristig mit Mangelzuständen nicht nur beim Eisen rechnen!

Darüber hinaus sollten Sie bei der häufigen oder gar permanenten Einnahme folgender Medikamente Ihr Eisen kontrollieren:

- Schmerzmittel, vor allem NSAR
- Blutverdünner (Acetylsalicylsäure, Phenprocoumon NOAK)
- Abführmittel
- Cholesterinsenker
- Antibiotika
- Osteoporosemedikamente

Störungen der Darmschleimhaut

Laut der Internationalen Gesellschaft für Mayr-Ärzte sollten wir täglich mindestens einmal geformten, bräunlichen, nicht wesentlich riechenden Stuhl absetzen.

Es ist nicht normal, ständig Blähungen zu haben oder unter krampfartigen Bauchschmerzen zu leiden. Wer unter solchen Beschwerden leidet, sollte die Ursache abklären und muss davon ausgehen, dass die Darmschleimhaut oder das Mikrobiom gestört sind.

Unter »Leaky Gut« versteht man eine verstärkte Durchlässigkeit der Darmwand durch den Verlust von Zell-zu-Zell-Verbindungen auf kleinster Ebene, die z. B. bei einer Darmspiegelung gar nicht erkennbar sind. Es kann aber durch spezielle Stuhluntersuchungen nachgewiesen werden. Die Ursachen dafür sind vielfältig und nicht gänzlich geklärt.

Massiver hingegen sind die Veränderung der Darmwand bei der Zöliakie, bei der der Körper Antikörper gegen Gluten, das in verschieden Getreidearten mehr oder weniger vorkommt, bildet und gleichzeitig die eigene Darmschleimhaut attackiert. Dies kann zu schwerwiegenden Entzündungen der Dünndarmwand führen. Eine strickte Glutenkarenz ist notwendig, um diese Autoimmunreaktion zu stoppen.

Manchmal reicht auch schon eine Störung im Gleichgewicht des Mikrobioms, z. B. durch eine notwendige Antibiotikatherapie, nach der wichtige Keime stark reduziert sind und andere überhandnehmen, sodass die normalen Verdauungsprozesse, bei denen auch die Bakterien eine Rolle spielen, gestört sind. Dann können manchmal Nährstoffe, darunter auch Eisen, nicht mehr so gut aufgenommen werden.

Aber Achtung: In so einem Fall ist die orale Eisensubstitution vorher mit einem Arzt zu klären, da sich dabei die Bauchbeschwerden deutlich verschlimmern könnten – ohne Aussicht auf Besserung des Eisenwertes.

Hirse-Porridge

1 Portion
5 Min. + 15 Min. Gar- und Quellzeit

250 ml Milch • 30 g Hirseflocken • 1 Ei (Gr. M) • 1 kleiner Apfel • Zucker oder Honig und Zimt nach Geschmack

- Milch in einem kleinen Topf zum Kochen bringen.

- Hirseflocken einrühren und aufkochen lassen. Ei einrühren. Ohne weitere Wärmezufuhr einige Minuten quellen lassen, dabei ab und zu umrühren.

- Apfel waschen, vom Kerngehäuse befreien und nach Belieben mit oder ohne Schale fein reiben und unter das Porridge heben. Nach Belieben süßen, evtl. noch mit etwas Zimt abschmecken und warm servieren.

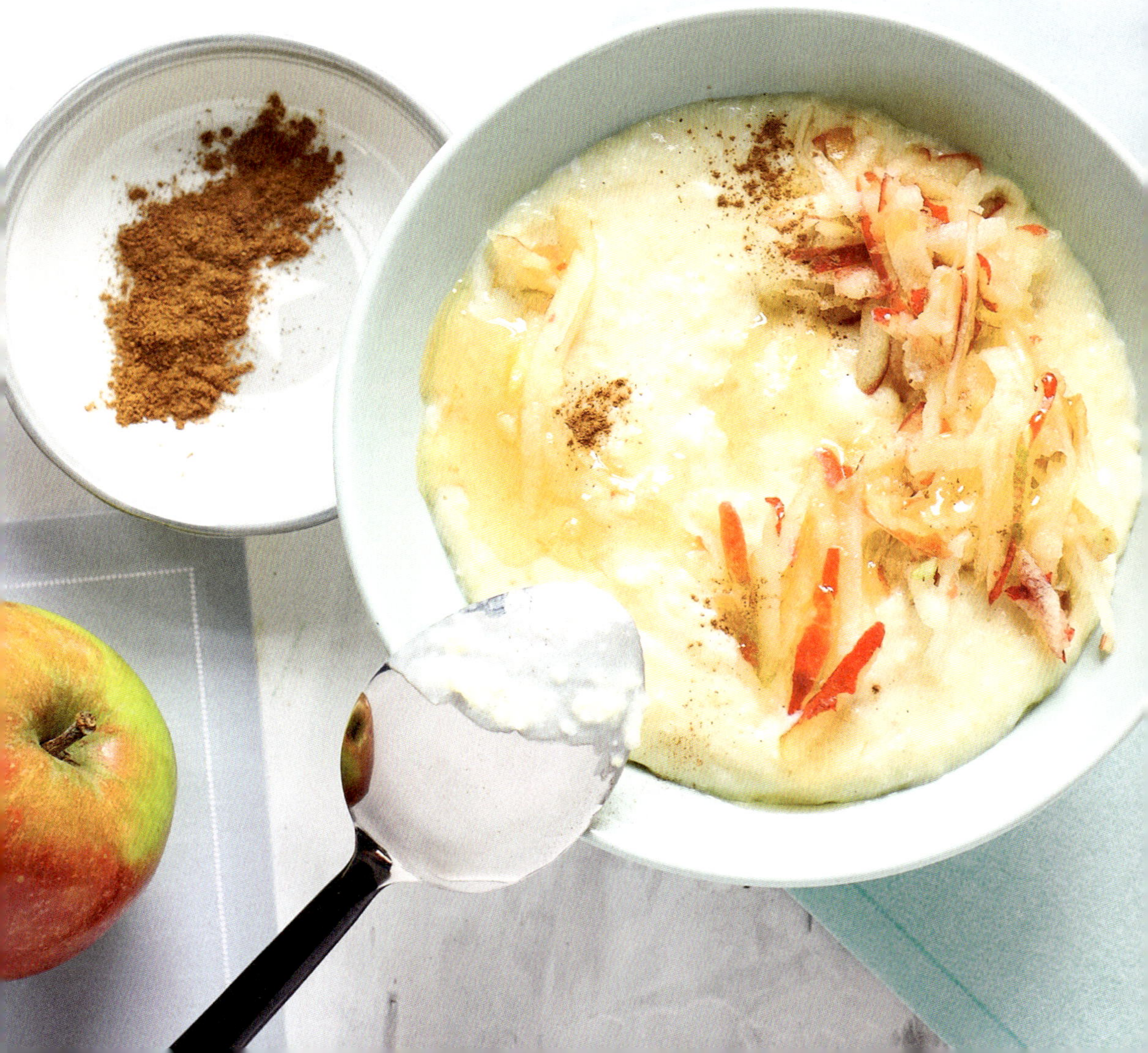

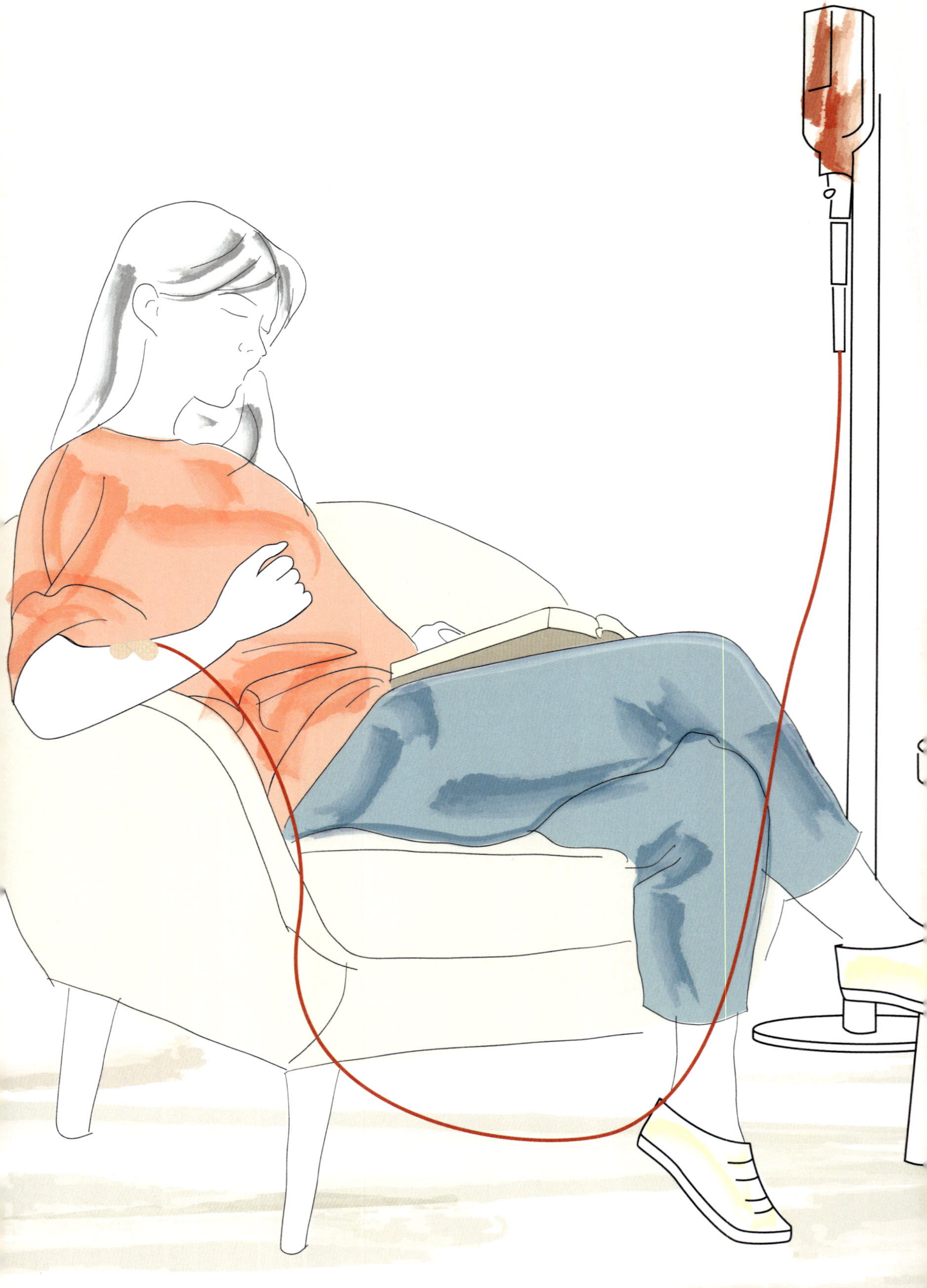

Die richtige Therapie für Ihren Eisenmangel

Sie kennen nun die Ursachen und Symptome eines Eisenmangels. Wenn Sie betroffen sein könnten, ist es Zeit, Ihren Eisenstatus zu überprüfen und gegebenenfalls zu handeln.

Welche Therapieform – oral vs. Infusion?

Dieses Kapitel hilft Ihnen, die beste Methode zur Auffüllung Ihrer Eisenspeicher zu finden und Ihren individuellen Eisenbedarf zu bestimmen.

Wenn Sie das bisher Gelesene nachvollziehen können, bei Ihnen einige Faktoren für einen Eisenmangel sprechen und Sie keine Grunderkrankungen haben, die besonderes Know-how bei einer Eisensupplementierung voraussetzen, profitieren Sie sehr wahrscheinlich von einer Eisentherapie. Es ist also sinnvoll, Ihren Eisenstatus zu bestimmen und zu versuchen, den Ferritinwert auf mindestens 60 ng/ml anzuheben.

Im Flussdiagramm (Seite 62) können Sie nachschauen, ob ich Ihnen eine Eigentherapie empfehlen würde oder ob Sie sich vorher lieber von einem Arzt untersuchen lassen sollten.

Orale Therapie

Ob Sie Ihr Eisendefizit durch die orale Einnahme beheben können oder nicht, hängt in erste Linie von bisherigen Versuchen mit »Eisentabletten« ab bzw. davon, wie stark der festgestellte Mangel ist. Wenn Sie einen leichten oder mittleren Mangel haben und nicht sofort die Symptome loswerden müssen, können Sie es jedenfalls mit der oralen Therapie versuchen. Das können Sie selbst dann, wenn Sie schon mal ein Eisenpräparat geschluckt haben und damals nicht das Gefühl hatten, dass es geholfen hat. Bevor Sie die orale Therapie als völlig wirkungslos abtun, geben Sie ihr nochmals eine Chance.

Zuvor gehen Sie aber bitte folgende Checkliste durch. Haben Sie damals folgende Grundregeln der Therapie beachtet?

- Haben Sie das richtige Präparat für Ihre Bedürfnisse ausgewählt?
- Haben Sie das Präparat regelmäßig auf nüchternen Magen eingenommen?
- Kam es schon nach kurzer Zeit zu Nebenwirkungen, weshalb Sie die orale Therapie abgebrochen haben?

- Haben Sie eines der »Helferlein« (Seite 55) zusätzlich genommen, um die Eisenaufnahme zu verbessern?
- Haben Sie während der Einnahme weitestgehend auf »Hemmer« (Seite 55) verzichtet?
- Haben Sie bei der Kontrolle eine zeitnahe oder starke Regelblutung bzw. andere Störfaktoren bei der Interpretation der Laborwerte berücksichtigt?
- Haben Sie die Therapie ausreichend lange durchgehalten, um wirklich Schlüsse daraus ziehen zu können?
- Haben Sie die Therapie überhaupt kontrolliert?

Wenn Sie nicht nach dem Schema »Erkennen – Behandeln – Kontrollieren« (Seite 29) vorgegangen sind, wissen Sie womöglich gar nicht, ob die damalige Therapie geholfen hat oder nicht. Es kann gut sein, dass sich beispielsweise Ihr Hämoglobin signifikant verbessert hat, die zugeführte Menge jedoch nicht ausreichend war, um auch den Ferritin-Spiegel entsprechend anzuheben. Somit ist es leicht möglich, dass sich Ihre Symptome wenig bis gar nicht gebessert haben und Sie der Meinung waren, die Therapie habe nicht geholfen. Dazu mehr im Kapitel »Veränderungen der Laborwerte« (Seite 91). In diesem Fall ist es sinnvoll, nochmals eine orale Therapie zu beginnen.

Sehr einfach ist die Frage »Orale Therapie – ja oder nein?« zu beantworten, wenn Sie bisher noch keine orale Therapie versucht haben und Ihr Eisenmangel leicht- bis mittelschwer ist. In diesem Fall würde ich Ihnen auf jeden Fall dazu raten, eine systematische orale Therapie zu starten und die Werte nach frühestens zwei Wochen zu überprüfen.

Wie lange sollte eine orale Therapie andauern?

Eine orale Eisentherapie sollte mindestens zwei Wochen ohne wesentliche Störfaktoren konsequent verfolgt werden. Sonst kann man keine belastbaren Schlüsse daraus ziehen. Unter »Störfaktoren« verstehe ich zum Beispiel eine Regelblutung, Infektionen, Blutung aus anderer Quelle (Hämorrhoiden), extreme sportliche Leistungen, Diäten, Operationen etc. Jegliche Faktoren, die die Laborwerte zum Zeitpunkt der Kontrolle maßgeblich beeinflussen können, da sie mit einem relevanten kurzfristigen Blut- oder Eisenverlust einhergehen, machen es schwer bis unmöglich, den Erfolg einer zweiwöchigen oralen Eisentherapie tatsächlich zu beurteilen.

Nach zwei Wochen konsequenter Einnahme ohne einen dieser Störfaktoren sollten zumindest leichte Verbesserungen der Laborwerte zu erkennen sein. Klinisch, also vom subjektiven Empfinden her, muss sich nach so kurzer Zeit noch keine Besserung eingestellt haben. Ist auch bei den Werten keine Verbesserung festzustellen, lasse ich meine Patienten entscheiden, ob sie die Eisentherapie adaptieren bzw. intensivieren und die Werte in zwei bis vier Wochen erneut überprüfen möchten, oder ob der Leidensdruck des bestehenden Eisenmangels bzw. etwaiger Nebenwirkungen der bisherigen Therapie den Wechsel zur Infusionstherapie notwendig machen.

Unter einer Adaptierung bzw. Intensivierung der bisherigen Therapie verstehe ich die Erhöhung der Eisendosis (nur, sofern unter der bisherigen Dosierung keine Nebenwirkungen aufgetreten sind), den Wechsel zur Einnahme einer anderen Eisenverbindung, die Ausschöpfung sämtlicher Helferlein der Eisenresorption sowie die Ergänzung von Co-Faktoren (Seite 98) des Eisenstoffwechsels wie z. B. Vitamin B_{12}, Folsäure, Vitamin B_6, Vitamin D oder Kupfer.

Zwei bis vier Wochen nach der Therapieänderung werden die Werte und Symptome nochmals kontrolliert. Hat sich bis dahin keinerlei Besserung eingestellt, weder labortechnisch noch klinisch, ist es aus meiner Sicht wenig sinnvoll, noch länger mit einer Infusion zu warten. Meine Erfahrung sagt, dass fast alle, die bereit waren, die Therapie bis hierher konsequent mitzugehen, nun an einem Scheideweg stehen.

Sie wollen nun entweder eine klinische oder zumindest labortechnische Verbesserung sehen oder sie finden sich damit ab, dass es für sie offenbar keine Besserung der Situation gibt. Dieser Rückschluss wäre ohne Ausschöpfung der Möglichkeit einer Infusionstherapie definitiv unzulässig! Viel zu oft konnte ich beobachten, welche Verbesserung des Wohlbefindens die Auffüllung eines leeren Eisenspeichers mit sich gebracht hat. Daher verstehe ich es als meine Verpflichtung, meinen Patienten an diesem Punkt die Infusionstherapie vorzustellen und diese Alternative mit ihnen zu besprechen.

Ohne entsprechende Hilfe finden sich viele irgendwann mit ihrem Eisenmangel ab.

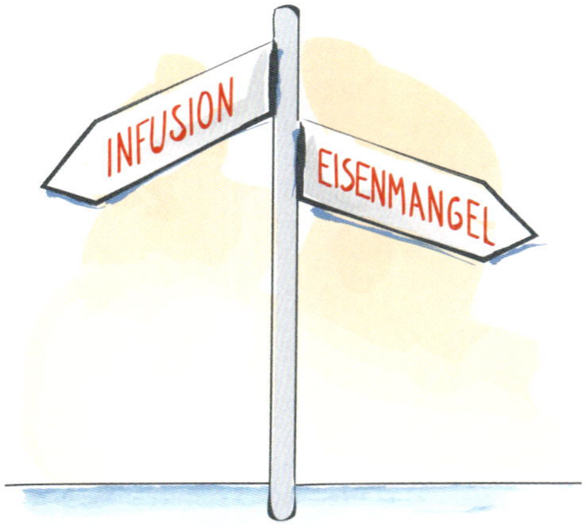

Der richtige Zeitpunkt für eine Eiseninfusion

Eine Eiseninfusion ist immer dann das Mittel der Wahl, wenn ein symptomatischer Eisenmangel nicht auf eine orale Therapie anspricht. Viele Patienten, die ausschließlich gute Erfahrungen mit Eiseninfusionen gemacht haben, bevorzugen generell die Infusionstherapie gegenüber der oralen Therapie, da sie natürlich sehr komfortabel und zuverlässig ist und rasch zum Erfolg führt.

Darüber hinaus gibt es einige Erkrankungen, bei denen Studien gezeigt haben, dass ein hochnormaler Eisenstatus eine bessere Lebensqualität und weniger Krankenhauseinlieferungen zur Folge hat. Die hier erwünschten Ferritinwerte sind mittels oraler Zufuhr nur schwer oder gar nicht erreichbar.

Zu diesen Erkrankungen gehören:
- Herzerkrankungen
- Nierenerkrankungen mit begleitender Anämie

Entzündliche Magen-Darm-Erkrankungen bieten sich aus dreierlei Gründen primär für eine Infusionsbehandlung an:
1. schlechte orale Eisenresorption aufgrund geschädigter Schleimhaut;
2. eine orale Eisentherapie führt zusätzlich zur Reizung der ohnehin bereits geschädigten Darmschleimhaut;

Faktenbox »Helferlein und Hemmer«

Helferlein
- Vitamin C (enthalten z. B. in Orangen, Zitronen, Paprika)
- Fermentation (Milchsäure, org. Säuren)
- Keimung und Einweichen
- Fruchtsäuren (enthalten z. B. in Zitrusfrüchten)
- schwefelhaltige Aminosäuren (enthalten in tierischem Eiweiß)
- Vitamin A (Retinol) (enthalten z. B. in Fisch, Butter, Eigelb)
- Carotinoide (enthalten z. B. in buntem Obst und Gemüse)
- kleine verteilte Mahlzeiten

Hemmer
- Kaffee, Tee
- Kalzium (enthalten z. B. in Milchprodukten, Käse)
- Polyphenole (enthalten z. B. in Schwarztee, Grüntee, Wein, Weintrauben)
- Oxalsäure (enthalten z. B. in Spinat, Kakao, Endivie, Roter Bete, Sellerie)
- Phytinsäure (enthalten z. B. in Kleie, Müsli, Erdnuss, Mais, Hülsenfrüchten)
- Mineralstoffe (enthalten vor allem in Nahrungsergänzungsmitteln und Supplementen)
- Phosphat (enthalten z. B. in Cola, Schmelzkäse, Fast Food, Wurstwaren, Zusatzstoffen)
- Phospholipide (enthalten z. B. in Eigelb, Soja)
- Adipositas (Fettgewebe)

3. oral aufgenommenes Eisen kann aufgrund erhöhter Hepcidin-Spiegel (wegen der Entzündung) nicht resorbiert werden – hier spricht man von einem funktionellen Eisenmangel (Seite 26).

Punkt 3 gilt generell für alle Erkrankungen mit erhöhter Entzündungsaktivität wie auch Tumorerkrankungen. Auch hier ist eine ausreichende Versorgung mit Eisen wichtig, jedoch sollte die therapeutische Supplementierung immer in Abstimmung mit den betreuenden Onkologen erfolgen!

Zusätzlich ist in jeder Situation, in der ein rasches Auffüllen der Eisenspeicher nötig ist, die Infusion das (!) Mittel der Wahl.

Was spricht gegen eine Eiseninfusion?

Berechtigte Vorbehalte gegen den primären Einsatz von Eiseninfusionen kommen aus einer Zeit, als bestimmte, heute nicht mehr verwendete Präparate zum Einsatz kamen. Konkret waren das sogenannte »hochmolekulare Eisen-Dextrane«. Wie ich schon an früherer Stelle (Seite 23) erwähnt habe, ist freies Eisen im Körper toxisch. Wie ist es nun trotzdem möglich, jemandem innerhalb kurzer Zeit bis zu 1000 mg Eisen in den Blutkreislauf zu infundieren, ohne Nebenwirkungen hervorzurufen?

Die Antwort ist: Dazu braucht es eine »Schutzhülle« rund um das Eisen, die das chemisch sehr reaktionsfreudige Element vor chemischen Veränderungen schützt.

Gleichzeitig muss dieser Eisen-Schutzhüllen-Komplex an die richtigen Stellen im Körper gelangen können, um dort das Eisen langsam freizusetzen, damit es in den Eisenstoffwechsel gelangt.

Es bedurfte mehrere Jahrzehnte langer Forschung, um solche Präparate zu entwickeln. Wie bei neuen Entwicklungen üblich, kann es dabei zu Rückschlägen kommen, da man neues medizinisches Gebiet betritt und trotz aller notwendigen Zulassungsschritte, bevor ein Medikament auf den Markt kommt, manche Problematiken erst bei der definitiven Marktanwendung zu Tage treten.

So war es auch bei den ersten auf dem Markt verfügbaren Eiseninfusionspräparaten. Dabei wurden die schon erwähnten »hochmolekularen Dextrane« oder Gluconate als »Schutzhüllenkomplex« verwendet. Leider zeigten diese in der praktischen Anwendung ein relativ hohes Risikoprofil für schwere allergische Reaktionen mit bis zu 60 Fällen pro 1 Million Anwendungen. Dies führte zu offiziellen Warnungen von staatlichen Gesundheitseinrichtungen an Ärzte, Infusionen mit solchen Präparaten nur unter »Reanimationsbedingungen«, also nur unter Bereitstellung aller erforderlichen Maßnahmen zum Management eines Herzstillstandes, durchzuführen. Folglich traute sich kaum noch ein Arzt, solche Behandlung anzubieten, und es blieben in weiterer Folge viele Patienten mit Eisenmangel unterversorgt bzw. viele Patienten mussten sich mit teils unzureichenden oder erfolglosen oralen Eisentherapien herumschlagen.

Die Pharmaindustrie hingegen sah sich angespornt, die Medikamente zu überarbeiten, und tat dies auch erfolgreich. Es kamen neue Präparate mit deutlich nebenwirkungsärmeren »Schutzhüllkomplexen« auf den Markt, die sogar noch höhere Einmaldosen möglich machten. Nun konnte man einen Mangel von 1000 mg Eisen mit nur einer Infusion ausgleichen. Dafür hatte man zuvor mindestens fünf Infusionen gebraucht. Noch dazu war das Risiko für schwerwiegende Nebenwirkungen bei den neuen Medikamenten deutlich geringer! Wie das im Leben aber manchmal so ist, schlug das Pendel daraufhin in die andere Richtung aus und schädigte das Image einer an und für sich äußerst nützlichen, sofern verantwortungsvoll eingesetzten Behandlungsmöglichkeit. In manchen Ländern nämlich führten die neuen Medikamente geradezu zu einem »Eiseninfusions-Boom«. »Eisenspezialisten« verabreichten jedem, der angab, unter Müdigkeit zu leiden, oder der irgendein anderes typische Symptom erwähnte, das an einen Eisenmangel erinnerte, Eiseninfusionen – zum Teil ohne vorherige Laborabklärung. Ganz nach dem Motto »Hilft's nix, schadet's nix«. Angst vor schwerwiegenden Nebenwirkungen musste man ja nun kaum noch haben …

Doch selbst dieses unkontrollierte Vorgehen führte nicht zu neuerlichen Warnungen vor schweren Nebenwirkungen nach Eiseninfusionen. Vielmehr wurden die überbordenden Behandlungen zu einer großen budgetären Belastung für die Gesundheitssysteme oder jene Patienten, die diese Behandlungen selbst bezahlen mussten. Und die Medikamente waren zu dieser Zeit noch sehr teuer. Viele Patienten, die so unkontrolliert über die Maßen Infusionen erhielten, erlebten keine Besserung und mussten stattdessen doch die ein oder andere leichtere Nebenwirkung in Kauf nehmen.

Regelblutung und Eisenverlust

Patientinnen mit starker Regelblutung, die schon viele Maßnahmen ausprobiert haben, um ihren Eisenmangel auszugleichen, und letztendlich doch bei der Infusion landen, müssen hingegen meist ein- bis zweimal pro Jahr ihre Speicher auffüllen, gerade dann, wenn sich die Symptome zurückmelden. Will man zukünftig ohne Infusionen auskommen, muss man die Ursache beheben. Das heißt einerseits die bisherige Ernährung hinsichtlich des Eisengehalts genau durchleuchten und andererseits mit geeignete Maßnahmen, z. B. Hormontherapien (Hormonspirale, Medikamente) oder Operationen (Schleimhautverödung, Myomentfernung), die Regelblutung möglichst reduzieren. Ernährungsumstellungen oder Nahrungsergänzungsmittel allein sind in diesem Fall oft nicht ausreichend.

Verständlicherweise konnten so weder die staatlichen Gesundheitssysteme noch die Ärzte und die Patienten ihr Vertrauen in diese Therapieform festigen, sodass wiederum viele Patienten, die tatsächlich für diese Therapie geeignet gewesen wären, sie nicht erhielten. Eiseninfusionen befanden sich in der Wahrnehmung selbst der Ärzteschaft irgendwo zwischen »lebensgefährlich«, »prinzipiell unnötig« oder »Geschäftemacherei«.

Erst in den vergangenen zwei bis drei Jahren beobachte ich zumindest in Österreich die Rückkehr zum Glauben an die Sinnhaftigkeit der Eisentherapie mittels Infusion, nicht zuletzt, da aufgrund der zur Verfügung stehenden modernen Eisenpräparate die Behandlung für Arzt und Patient deutlich komfortabler geworden ist. Es bleibt zu hoffen, dass sich dieser Umstand durch das Erscheinen sogenannter Generika (aufgrund des Ablaufs bisheriger Patente für Eisenverbindungen, also konkret die »Schutzhüllenkomplexe«) nicht wieder ändert und zu neuer Verunsicherung führt!

Wie oft benötigt man eine Eiseninfusion?

Zuerst geht es um die Korrektur des momentanen Eisenmangels. Wie man hier vorgeht, beschreibe ich später in diesem Abschnitt. Im zweiten Schritt wollen Sie natürlich wissen, wie lange die Wirkung der Infusion anhält. Dies hängt meist sehr stark von der momentanen Ursache des Mangels ab. Ist der Mangel langsam entstanden oder gab es ein einmaliges Ereignis mit größerem Blut- oder Eisenverlust, so kann es sein, dass nach einmaliger Korrektur keine weitere oder frühestens in einem Jahr eine erneute Infusion notwendig ist. Manchmal reicht in weiterer Folge eine Ernährungsumstellung oder eine Änderung des Lebensstils.

Der individuelle Bedarf an weiteren Infusionen entwickelt sich im Lauf der Arzt-Patienten-Beziehung, dabei wird langfristig mit allen Tricks versucht, die Intervalle zu vergrößern. Ich bestelle die Patienten vier Wochen nach einer Infusion zur 1. Kontrolle, dann nochmals ca. drei Monate später. Zu diesem Zeitpunkt kann ich schon recht genau sagen, ob und wann erneut eine Infusion notwendig sein wird.

Der große Vorteil moderner Infusionspräparate liegt in der Möglichkeit, deutlich höhere Einzelgaben zu verabreichen, als dies früher zugelassen war. Damit können die Arztbesuche deutlich reduziert werden. Heute sind Dosen von bis zu 1500 mg als Einmalgabe innerhalb weniger Minuten möglich und sicher in der Anwendung. Früher hätte es dazu mindestens sieben Infusionen gebraucht! Dennoch muss sich jeder in Absprache mit dem Arzt überlegen, ob er diese hohen Dosierungen voll ausschöpfen möchte oder lieber einmal öfter und dafür etwas kleinere Dosen infundiert.

Wie wird der Eisenbedarf ermittelt?

Die meisten Patienten, die zu mir kommen, haben ein Eisendefizit zwischen 500 und 1000 mg. Zur Berechnung des Eisendefizits gibt es eine Formel, die sogenannte »Ganzoni-Formel«, und ihre Varianten. Sie lautet:

Eisendefizit in mg = Körpergewicht in kg × (Ziel-Hb-Wert 15g/dl – aktueller Hb-Wert) × 2,4 + Depoteisen in mg

Der Faktor 2,4 ergibt sich aus dem Eisengehalt des Hämoglobins bezogen auf den Volumenanteil des Blutes am Körpergewicht und den Umrechnungsfaktor der Einheiten für Hämoglobin.

Das Depoteisen ist Eisen, das als Ferritin oder Hämosiderin in Organen gespeichert ist.

Für die Bemessung des Depoteisens gibt es drei Standard-Modelle:

1. Bei Personen mit einem Körpergewicht von über 35 kg: Hier wird das Depoteisen mit pauschal 500 mg berechnet.
2. Bei Personen mit einem Körpergewicht unter 35 kg: Hier wird das Depoteisen mit 10 mg pro kg Körpergewicht berechnet. Bei einer 34 kg schweren Person wären das also 340 mg Depoteisen (34 kg x 10 mg).
3. Man verwendet statt des Körpergewichts die fettfreie Körpermasse (FFKM) in kg als Bemessungsgrundlage: Es werden hierbei pro kg FFKM 15 mg Depoteisen berechnet. Eine Person mit einer FFKM von beispielsweise 42 kg käme nach dieser Berechnung auf eine Depoteisenmenge von 630 mg. Hier muss man also zusätzlich genaue Kenntnisse über die Körperzusammensetzung des Patienten haben. Den Fettanteil kann man mittels BIA (Bioelektrische Impedanzanalyse) relativ einfach bestimmen. Die FFKM berechnen Sie nach der Formel FFKM = KG × (1 – KFA ÷ 100).

Zwei Dinge fallen mir an dieser Berechnung auf:

- Die Einschätzung des benötigten Depoteisens nimmt manchmal keinen Bezug auf die Körperzusammensetzung. Dies wäre jedoch nicht unerheblich, da Muskelmasse mehr Eisen benötigt als Fettmasse.
- Der angenommene Ziel-Hb-Wert ist mit 15 g/dl für viele nicht zutreffend, da dies nicht ihrer Veranlagung entspricht. Soweit vorhanden, kann man das aus Vorbefunden ablesen. Wenn z. B. jemand früher einen Hb-Wert von 12,7 g/dl bei gut gefülltem Eisenspeicher mit über 100 ng/dl Ferritin hatte, dann ist sein individueller Ziel-Hb-Wert sehr wahrscheinlich 12,7 g/dl und nicht 15 g/dl, wie in der Formel standardmäßig verwendet. Man würde also seinen Eisenbedarf einigermaßen überschätzen.

Genau das ist es auch, was ich im Kapitel »Veränderungen der Laborwerte« (Seite 91) beschreibe. Ich halte es für sehr

Verschiedene Berechnungen des Eisenbedarfs

Spielen wir die unterschiedlichen Berechnungsmodelle an einer Testperson durch: Person X, 65 kg, der derzeitige Hb-Wert liegt bei 11,3 g/dl; der beste Hb-Wert aus der Anamnese lag bei 103 ng/dl Ferritin, 12,4 g/dl

- Unsportliche Person: mit 35 % Fettanteil, also Faktor ca. 42 FFKM
- Sportliche Person: mit nur 20 % Fettanteil, also Faktor ca. 52 FFKM

Berechnung auf Grundlage des Körpergewichts

Beim Hb-Wert wird einmal der Standardwert 15 g/dl verwendet (15 g/dl – 11,3 g/dl = 3,7 g/dl) und einmal der individuelle Ziel-Hb-Wert, in diesem Fall 12,4 g/dl (12,4 g/dl – 11,3 g/dl = 1,1 g/dl) (da wir ja einen Befund mit gutem Ferritin haben).

Eisenbedarf mit Standard-Hb-Wert = 65 kg × (3,7 g/dl) × 2,4 + 500 mg = 1077 mg

Eisenbedarf mit individuellem Ziel-Hb-Wert = 65 kg × (1,1 g/dl) × 2,4 + 500 mg = 671 mg

Vergleicht man die Ergebnisse aus der Formel einmal mit dem Standard-Hb-Wert 15 g/dl und einmal mit dem tatsächlichen Zielwert 12,4 g/dl, ergibt sich eine Differenz von über 400 mg.

Berechnung auf Grundlage der fettfreien Körpermasse (FFKM)

Unsportliche Person: Eisenbedarf mit Standard-Hb-Wert = 65 kg × (3,7 g/dl) × 2,4 + (42 FFKM × 15 mg) = 1207 mg

Unsportliche Person: Eisenbedarf mit individuellem Ziel-Hb-Wert = 65 kg × (1,1 g/dl) × 2,4 + (42 FFKM × 15 mg) = 801 mg

Sportliche Person: Eisenbedarf mit Standard-Hb-Wert = 65 kg × (3,7 g/dl) × 2,4 + (52 FFKM × 15 mg) = 1357 mg

Sportliche Person: Eisenbedarf mit individuellem Ziel-Hb-Wert = 65 kg × (1,1 g/dl) × 2,4 + (52 FFKM × 15 mg) = 951 mg

Folgende Schlüsse ziehe ich aus diesem Rechenbeispiel:

Die Verwendung eines individuellen Hb-Wertes beeinflusst die berechnete, notwendige Dosis am stärksten.

Sportliche Patienten werden durch eine pauschale Depotschätzung tendenziell eher unterversorgt als unsportliche.

Je nachdem, welche Formel verwendet wird, ergeben sich Differenzen von bis zu knapp 700 mg im berechneten Eisenbedarf.

wichtig, anhand der Geschichte der jeweiligen Patientin oder des jeweiligen Patienten den individuellen Hämoglobinwert herauszulesen oder gemeinsam zu erarbeiten. Sonst wird es schwierig, die Patienten mit ihren individuellen Bedürfnissen bestmöglich zu betreuen.

Ist an den mir zur Verfügung stehenden Befunden nicht abzulesen, ob ein Patient normalerweise 13,5 g/dl oder doch 16,3 g/dl Hämoglobin hat, da ich keinen Befund mit guten Werten für Ferritin, Vitamin B_{12} und Folsäure vorliegen habe, dann werde ich bei meiner Eisengabe langsamer vorgehen und bei den

Faktenbox Warnzeichen

- Fieber und nächtliches starkes Schwitzen
- geschwollene Lymphknoten
- ungewollter Gewichtsverlust
- wiederkehrende Schmerzen, die kaum auf Schmerzmittel ansprechen
- starke, wiederkehrende Kreislaufprobleme, drohender Kollaps
- unerklärliche Blutungen aus Körperöffnungen
- zunehmende Verschlechterung des Allgemeinzustands

Kontrollen feststellen, wo sich der individuelle Hämoglobin-Wert nach Optimierung aller Cofaktoren »einpendelt«.

Diesen »individuellen Zielwert« hinterlege ich in der Patienten-Akte, wo er für zukünftige Berechnungen zur Verfügung steht. Kommt diese Patientin später wieder in meine Praxis, weiß ich, welchen Wert ich in die Formel einsetzen muss, und kann den aktuellen Eisenbedarf exakt berechnen. Wenn Sie Ihren individuellen Ziel-Hb-Wert in Ihrem Profil hinterlegen, kann im Falle eines Arztwechsels mit Ihrer Zustimmung auch der neue Arzt darauf zugreifen. Somit ist es möglich, Ihre angesammelte »Eisengeschichte« bei einem Arztwechsel relative leicht »mitzunehmen« und immer wieder auf den Werten aufzubauen!

Wie man am Rechenbeispiel sehen kann, variieren die angestrebten Werte doch um einiges. Es gibt Ärzte, die sagen, 500 mg hin oder her machten keinen Unterschied, das Eisen verteilte sich schon im Körper und die Patienten hätten länger etwas davon im Speicher. Ja, meistens ist das so und es stimmt, dass die modernen Präparate eine große therapeutische Breite haben. Ich bin allerdings der Meinung, dass man die negativen Folgen von zu viel Eisen, das der Körper letztlich chemisch stabilisieren muss, nicht außer Acht lassen darf. Wir wissen derzeit schlichtweg noch zu wenig darüber, wann im Körper zu viel Eisen vorhanden ist und wann es ihm schadet.

Und gerade bei Infusionen kann sich der Körper nicht vor einem Zuviel schützen. Das Eisen, das das über die Infusion in den Körper gelangt, muss verstoffwechselt werden. Deswegen meine Meinung: Lieber erst eine (kleinere) Dosis, dann kontrollieren, ob eine zweite notwendig ist. Und wenn es die Werte und das Befinden des Patienten verlangen, dann gerne auch weitere. Selbst wenn völlig klar ist, dass ein Patient 1000 mg Eisen benötigt, gebe ich lieber zweimal 500 mg als einmal 1000 mg. Mit diesem Vorgehen habe ich bisher gute Erfahrungen gemacht.

Wenn Patienten bereits Eiseninfusionen hinter sich haben und 1000 mg in der Vergangenheit gut vertragen haben, gebe auch ich die 1000-mg-Dosis. Ich unterscheide hier jedoch nach Präparat, dies auszuführen würde aber den Rahmen des Buches sprengen. Es gibt Ärzte, die sehen das wie ich, andere wiederum vertreten generell die Meinung, lieber weniger, dafür höhere Dosen zu infundieren. Wie sagt man so schön: »Drei Ärzte, fünf Meinungen!«

Wann Sie eine Therapie abbrechen sollten

Sollten bei Ihnen schon jetzt oder unter der angeleiteten Eigentherapie folgende Beschwerden auftreten, suchen Sie bitte unmittelbar ärztliche Hilfe auf:

- unerklärlicher Gewichtsverlust
- länger anhaltende oder blutige, schleimige Durchfälle
- neu aufgetretene Schmerzen, die auf Schmerzmittel unzureichend ansprechen und nach kurzer Zeit wiederkommen (Bauchschmerzen, Gliederschmerzen, Knochenschmerzen etc.)
- unerklärlich starkes nächtliches Schwitzen
- Schwellungen der Lymphknoten (Achseln, Leisten, Hals, Nacken)
- Hautveränderungen (Rötungen, Schwellungen, bläuliche Veränderungen)
- ungewöhnliche Blutungen aus Körperöffnungen (Nase, Mund, vaginal oder rektal)
- zunehmender Appetitverlust
- allgemein: eine zunehmende Verschlechterung des Allgemeinzustandes

In diesem Fall wenden Sie sich bitte umgehend an Ihren Hausarzt oder eine medizinische Einrichtung, die der Sache auf den Grund geht! Es wäre unverantwortlich, unter diesen Umständen lediglich bzw. weiterhin den Eisenmangel zu behandeln!

Allein oder unter ärztlicher Kontrolle?

Auf den folgenden Seiten geht es darum, wann ein strukturierter Wochenplan, Nahrungsergänzung und Ernährung ausreichen – und wann ärztlicher Rat unerlässlich ist.

Entscheidung auf Basis des Flussdiagramms

Bevor Sie mit der Eisentherapie beginnen, werfen Sie bitte unbedingt einen Blick auf das Flussdiagramm (Seite 64), um herauszufinden, ob es wirklich sinnvoll ist, dass Sie im ersten Schritt versuchen, Ihren Eisenmangel selbst zu behandeln.

Sollte Ihnen aufgrund des Selbsttest zur ärztlichen Behandlung geraten werden, nehmen Sie dies bitte ernst und vereinbaren Sie einen Termin mit dem Arzt Ihres Vertrauens!

Um das Flussdiagramm nicht zu unübersichtlich werden zu lassen, möchte ich diesen Absatz voranstellen, in dem ich nochmals klarstelle, wann Sie sich keinesfalls in eine eigenständige Therapie, wie im Buch beschrieben, begeben sollten. Die angeleitete Eigentherapie ist für jene gedacht, die unter keinen relevanten Grunderkrankungen leiden, leichte bis mittlere Eisenmangelsymptome haben, aber in einem sonst guten Allgemeinzustand sind. Diese Anleitung soll vor allem die Qualität eigenmächtiger Eisentherapien, wie sie tagtäglich tausendfach und unkontrolliert durchgeführt werden, verbessern und systematisieren, sodass Ärzte bei ausbleibendem Erfolg rasch und effizient auf die dokumentierten Veränderungen aufbauen können. Denn das »Eisenmangelthema« allgemein ist so groß und so verbreitet, dass wir es mit Ihrer Mithilfe viel eher schaffen können.

Dieses Buch soll keinesfalls jemandem als Ausrede dienen, ein offensichtlich behandlungswürdiges medizinisches Problem anderen Ursprungs auf die lange Bank zu schieben und erst einmal eine vierwöchige Eisentherapie zu starten, währenddessen sich der Zustand womöglich weiter verschlechtert!

Erläuterungen zum Flussdiagramm (Seite 64)

»Labor« bedeutet: Machen Sie eine Blutuntersuchung, bei der zumindest Ferritin, idealerweise jedoch das komplette Blutbild mit Ferritin, Transferrinsättigung, Transferrin und CRP (Entzündungsmarker) abgebildet wird.

»Komplette Therapie« bedeutet: Sie haben schon einmal mindestens zwei Wochen konsequent ein Eisenpräparat korrekt eingenommen und die Eisenwerte unmittelbar vorher und nachher kontrolliert.

»Nur Teiltherapie« bedeutet: Sie haben schon mal eine Zeit lang Eisentabletten eingenommen, allerdings nicht konsequent, und Sie haben den Erfolg auch nicht kontrolliert. Sie wissen also nicht, ob die vorherige Therapie etwas gebracht hat oder nicht.

»Ferritin ›bzw.‹ 60« bedeutet: Der Ferritinwert ist im aktuellen Labor höher oder niedriger als 60 ng/ml.

»2–4 Wochen Eigentherapie« bedeutet: Machen Sie die angeleitete Eigentherapie und kontrollieren Sie anschließend die Werte – wenn möglich im selben Labor.

»Ad Arzt« bedeutet: Suchen Sie zur Unterstützung einen Arzt auf, da die Ursachen für Ihre Beschwerden sehr wahrscheinlich nicht nur Eisen-bedingt sind bzw. Sie zwar Symptome eines Eisenmangels haben, diese aber eventuell auch eine andere Ursache haben.

Daher einigen wir uns bitte auf folgende Grundsätze, wenn Sie sich dazu entschließen, die angeleitete Eigentherapie zu starten:

- Es besteht keine Grunderkrankung, die bei Verschlechterung für sich allein die Symptome erklären könnte.
- Bestehende Erkrankungen sind unter regelmäßiger ärztlicher Kontrolle und Behandlung.
- Sie beenden die Eigentherapie umgehend und suchen ärztliche Hilfe, sollte sich die Symptomatik der Eigentherapie verschlechtern.
- Bei bekannten entzündlichen Magen-Darm-Erkrankungen wenden Sie sich immer an einen Arzt, bevor Sie eine orale Eisentherapie starten.

Das Flussdiagramm unterscheidet anfangs zwischen Personen mit Eisenmangelsymptomen und Personen, die wissentlich keine Symptome haben, durchaus aber von einem besseren Eisenstatus profitieren könnten. Dies trägt dem Umstand Rechnung, dass ich immer wieder mit Patienten zu tun habe, die nach Verbesserung ihres niedrigen Eisenstatus sagen: »Ich wusste ja gar nicht, wie gut es mir gehen könnte!«

Sie haben sich entschieden, es selbst zu versuchen?

Wenn der Selbsttest ergeben hat, dass Sie im ersten Schritt selbst versuchen können, Ihre Eisenwerte auf Vordermann zur bringen, dürfen Sie sofort loslegen. Sie sind schließlich nicht allein, Sie haben ja dieses Handbuch, dass Sie Schritt für Schritt begleitet.

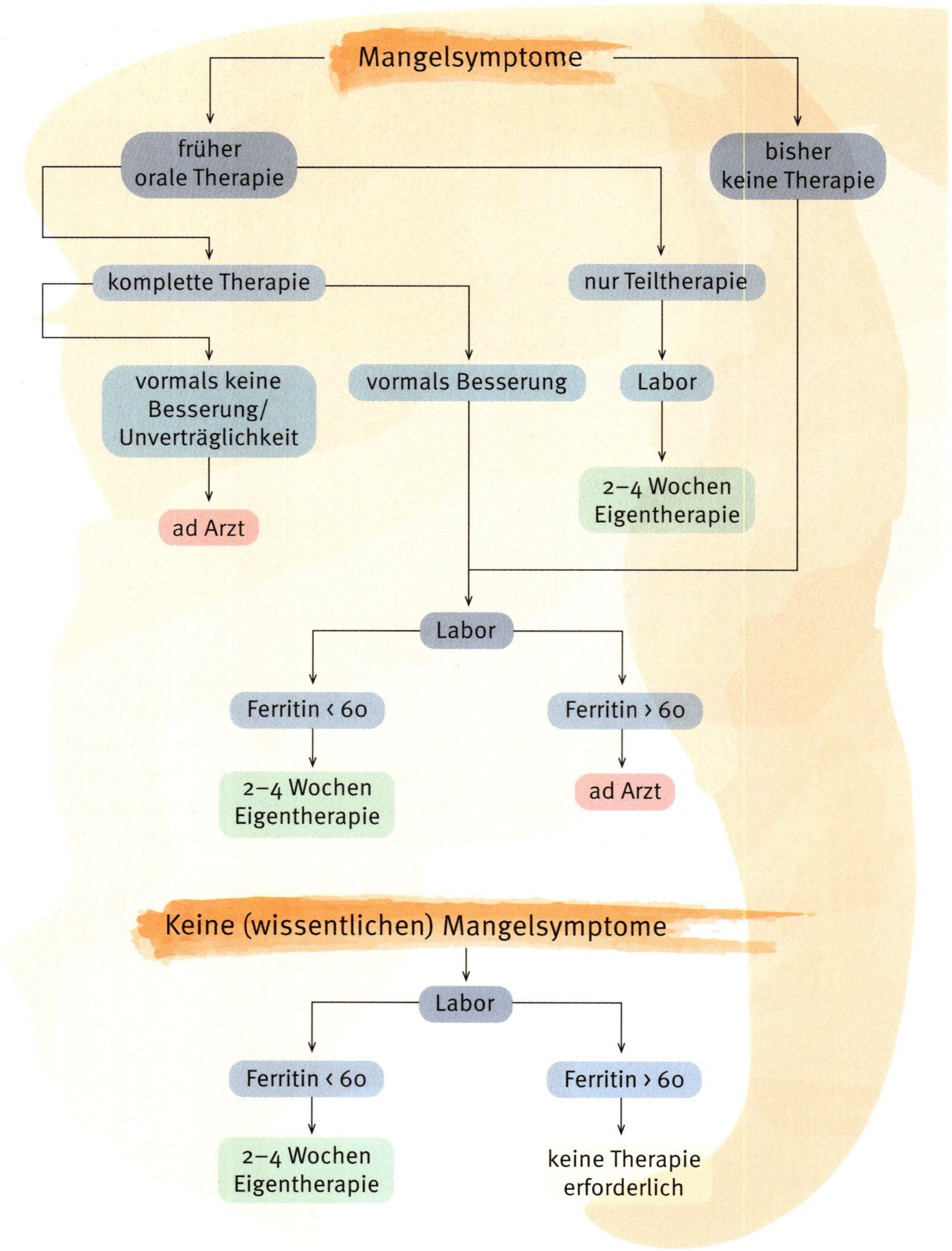

Eigentherapie oder zur Unterstützung einen Arzt aufsuchen? Das Flussdiagramm gibt Orientierung.

Als Arzt kann ich Ihnen nicht raten, allein aufgrund von Symptomen oder sonstigen anamnestischen Daten ein Eisenpräparat zu schlucken. Sie benötigen unbedingt die erforderlichen Laborparameter Ihres Blutes (Faktenbox, Seite 21), bevor Sie einen Mangel feststellen bzw. Veränderungen messen können. Wenn es für Sie schwierig ist, über Ihren Arzt oder ein Labor die erforderlichen Parameter bestimmen zu lassen, bestellen Sie sich über die Website (Seite 135) ein geeignetes Testkit. Damit können Sie sich selbst ein paar Bluttropfen aus einer Fingerbeere entnehmen und zur Analyse einschicken. Eine genaue Anleitung dafür finden Sie ebenfalls auf der Webseite.

Sobald Sie Ihre Probe versandt haben, können Sie mit der oralen Therapie beginnen, da Sie den »Ist-Zustand« unmittelbar davor festgehalten haben. Jede Veränderung durch die Therapie wird somit berücksichtigt. Ideal ist es, wenn Sie die Bestimmung der Ausgangswerte und die Kontrolle im selben Labor machen lassen, denn so sind die Ergebnisse am besten vergleichbar. Es ist nämlich so, dass nicht alle Labore dieselben Testmethoden verwenden, was zu leicht unterschiedlichen Ergebnissen bei ein und derselben Probe führen kann.

Da wir nach zwei Wochen oraler Therapie keine riesigen »Laborsprünge« erwarten können, wollen wir solche systematischen Fehler möglichst vermeiden, um auch kleinere Veränderungen gut messbar zu machen.

Berücksichtigen müssen Sie dann nur noch etwaige »Störfaktoren« (Seite 53), die in den nächsten zwei Wochen auftreten könnten. Wenn möglich, wählen Sie eine zweiwöchige Zeitspanne ohne Störfaktoren. Sollte dies nicht möglich sein, planen Sie lieber gleich vier Wochen Therapie ein, damit dieser Störfaktor, der dann ja offenbar sowieso zum Alltag gehört, quasi nivelliert wird. Wenn Sie beispielsweise Ihre nächste Regelblutung nicht abschätzen können, da sie sehr unregelmäßig ist, oder es immer wieder mal zu Hämorrhoiden-Blutungen kommt, dann ist es besser, eine längere Testphase zu wählen, um die Wirkung der oralen Therapie sicherer beurteilen zu können. Anderenfalls »verwässert« Ihnen der Störfaktor die Laborkontrolle zu sehr und Sie ziehen falsche Schlüsse aus der Behandlung.

Ihr Plan für die kommenden Wochen

Bevor wir uns gemeinsam in die angeleitete Eigentherapie stürzen, möchte ich nochmals auf Folgendes hinweisen: Wie ich schon vorher erwähnt habe, kann ich als Arzt niemandem empfehlen, ohne vorherige Laborkontrolle ein Eisenpräparat einzunehmen, auch kein Nahrungsergänzungsmittel.

Das hat zwei Gründe: Erstens ist die Messung wichtig dafür, jene Patienten »herauszufiltern«, die lieber sofort ärztlichen Rat suchen sollten, da unter Umständen dringender Handlungsbedarf besteht oder eine Eigentherapie nicht erfolgsversprechend wäre. Zweitens wollen wir etwas verändern, im besten Falle verbessern: Ihr Befinden und Ihren Eisenstatus. Wir wollen auch wissen, ob die Veränderungen Ihres Befindens mit den Veränderungen im Labor korrelieren, beziehungsweise, ab welchen Werten Sie selbst tatsächlich Veränderungen wahrnehmen. Doch wie wollen wir die Veränderung im Labor beurteilen, wenn wir nicht vor und nach der Substitution eine Messung durchgeführt haben? Richtig, gar nicht, da keine Beurteilungsgrundlage vorhanden ist.

Sollte der Selbsttest am Beginn der »angeleiteten Eigentherapie« ergeben, dass Sie besser gleich einen Arzt aufsuchen sollten, tun Sie das bitte unbedingt!

Wenn ich einen Eigentherapieversuch bei Ihnen für vertretbar halte, jedoch während der Eigentherapie eines oder mehrere der folgenden Probleme auftreten, brechen Sie die Therapie ab und wenden Sie sich bitte ebenso umgehend an einen Arzt Ihres Vertrauens:

- zunehmende Verschlechterung des Allgemeinzustandes bzw. der bestehenden Beschwerden
- wiederholte oder einmalige starke Nebenwirkungen nach der Einnahme des Eisenpräparates wie Durchfall, Übelkeit, Rötungen der Haut, Schwellungen (z. B. an Knöcheln) oder Kreislaufprobleme

Leichte Übelkeit, Völlegefühl, Appetitlosigkeit, Verstopfung oder Durchfall treten relativ häufig auf, sind normalerweise in den ersten Tagen etwas stärker ausgeprägt und verschwinden oft nach drei bis vier Tagen wieder. Sollten Sie von diesen Nebenwirkungen betroffen sein, können Sie mit der Eigentherapie weitermachen, sofern es für Sie erträglich ist.

Nahrungsergänzungsmittel

Das richtige Präparat finden

Welches Nahrungsergänzungsmittel sollen Sie die nächsten zwei bis vier Wochen für die Eisensubstitution einnehmen? Eine schwierige Frage bei dieser Fülle von Angeboten im Internet und sonstwo überall! Welches Präparat sollen Sie also nehmen?

Nahrungsergänzungsmittel gelten als Lebensmittel und unterliegen nur wenigen Regulatorien. Sie müssen auch keine aufwendiges Zulassungsverfahren durchlaufen, bevor sie auf den Markt gebracht werden dürfen, sondern müssen lediglich bei den zuständigen Ämtern registriert werden. Es ist also relativ einfach, irgendetwas in Kapseln abzufüllen, in ein ansprechendes Gefäß zu packen und mehr oder weniger teuer im Internet anzubieten.

Gerade der Markt für Eisen ist riesig und wahrscheinlich auch für viele unseriöse Anbieter ein gutes Geschäft. Daneben gibt es aber auch einige sehr bemühte Hersteller, die sehr transparent angeben, was genau in ihren Präparaten enthalten ist, woher die Rohstoffe kommen usw. Sie bemühen sich, für jeden ein Präparat zur Verfügung zu stellen, ob vegan, laktoseintolerant oder was auch immer für Anforderungen gegeben sind, bieten eine sehr gute Bestelllogistik und dies alles zu einem fairen Preis. Sollten Sie Empfehlungen benötigen, können Sie sich gerne auf meiner Website (die Adresse finden Sie in meinen Empfehlungen, Seite 135) informieren, mit welchen Herstellern wir in den vergangenen Jahren gute Erfahrungen gemacht haben.

Da Sie eine angeleitete Eigentherapie machen, müssen wir ohne rezeptpflichtige Eisenpräparate auskommen. Eisenpräparate sind meist dann rezeptpflichtig, wenn sie eine gewisse Menge an Eisen überschreiten, offiziell für die Behandlung einer Eisenmangelanämie oder andere medizinische Indikationen zugelassen sind. Sie unterliegen dem strengen Arzneimittelgesetz und wurden auf Wirksamkeit, Sicherheit und Qualität geprüft. Aufgrund der höheren Dosierung können sie bei unkontrollierter Einnahme schneller zu Nebenwirkungen führen bzw. der Patient kann sich durch Selbstmedikation eher selbst schaden.

Ich bin der Meinung, dass es keinen Nachteil hat, wenn man auf rezeptfreie Eisenpräparate zurückgreift – solange sie von guten Herstellern sind. Ich kenne kaum jemanden, der gut auf die als Arzneimittel zugelassenen Eisenpräparate anspricht und die Einnahme nicht aufgrund erheblicher Nebenwirkungen, vor allem im Magen-Darm-Trakt, nach kurzer Zeit wieder abbricht. Die rezeptpflichtigen Eisenpräparate sind meiner Meinung nach sogar der Hauptgrund dafür, dass die orale Eisentherapie einen so schlechten Ruf hat.

Für die EU wurden durch die Lebensmittelinformationsverordnung (EU) Nr. 1169/2011 Referenzwerte für Spurenelemente, Mineralstoffe und Vitamine definiert. Diese Werte werden mit NRV (Nutrient Reference Values) abgekürzt und müssen auf den Verpackungen von Lebensmitteln sowie auf Nahrungsergänzungsmitteln, denn diese zählen ja formal auch zur Gruppe der Lebensmittel, angegeben werden.

Für Eisen beträgt dieser NRV-Wert 14 mg. Wenn man also täglich 14 mg Eisen zu sich nimmt, erfüllt man laut EU 100% des Solls. Wenn ein Produkt 28 mg Eisen enthält, läge der Wert schon bei 200%. Und so weiter ...

Da dieser Richtwert nicht auf Geschlecht, Alter, Gewicht etc. bezogen ist, sondern für alle gleichermaßen gilt, kann er natürlich eben nur ein Richtwert sein. Dennoch hilft er dem Konsumenten zu erkennen, ob von einer Substanz eher viel oder wenig in einem Produkt enthalten ist. Für uns Ärzte haben diese Angaben manchmal den Nachteil, dass wir bei den Patienten auf Widerstand stoßen, wenn diese lesen, dass sie von einem Vitamin täglich 500% des NRV einnehmen sollen. Manche glauben dann, wir wollten nicht ihr Bestes, und trauen sich nicht, diese Dosen einzunehmen. Dann muss man als Arzt erklären, dass es zum Auffüllen leerer Speicher notwendig ist, für eine gewisse Zeit deutlich höhere Tagesdosen einzunehmen. Natürlich sollte dies nur unter ärztlicher Kontrolle erfolgen, damit hier keine »Überdosis« eingenommen wird!

Es sei erwähnt, dass die NRV-Werte der EU teilweise sehr niedrig angesetzt sind. Der NRV für Vitamin D_3 beträgt beispielsweise 20 mg oder 800 I.E. Die Patienten, die ich kenne, haben bei der Einnahme nur so geringer Dosen Vitamin D3 einen massiven Vitamin-D3-Mangel! Diese Dosis mag ausreichen, um eine Rachitis (Knochenbildungsstörung) zu verhindern, die meisten brauchen jedoch das Vier- bis Fünffache, um einen akzeptablen Spiegel zu erreichen und auch zu halten. Es hat mich schon viel Zeit gekostet, diesen Patienten zu erklären, dass 500% des NRV-Wertes täglich, bei – und das ist wichtig – diesem Vitamin notwendig sind und keine Vergiftung herbeiführen. Bei einem anderen Vitamin kann eine Überdosierung über kurz oder lang sehr wohl Probleme machen! Wenn Sie also von irgendeinem Spurenelement, Mineralstoff etc. deutlich mehr als den empfohlenen NRV-Wert einnehmen, tun Sie das bitte nur unter ärztlicher Kontrolle!

Wichtig: Nehmen Sie keinesfalls monatelang ein Präparat – auch nicht Vitamin D3 – in der von mir oben erwähnten Dosierung ein, ohne zwischendurch ärztlich einen Spiegel zu bestimmen!

Mögliche Nebenwirkungen

Nahrungsergänzungsmittel mit maximal 40 mg Eisenverbindungen verursachen meiner Erfahrung nach weit seltener erhebliche

Magen-Darm-Probleme und führen mit etwas Glück und richtiger Einnahme zu mindestens den gleichen Verbesserungen des Eisenstatus wie rezeptpflichtige Kapseln oder Tabletten mit oftmals über 100 mg Eisen.

Da die Menge des tatsächlich resorbierbaren Eisens bei höherer Zufuhr nicht steigt und die tägliche Eisenresorptionskapazität im Darm limitiert ist, bringen Dosierungen von 100 mg und mehr meist keine besseren Ergebnisse, sondern sehr häufig nur mehr Nebenwirkungen (Durchfall, Übelkeit, Entzündungen, Mikrobiomveränderungen etc.), die schneller zum Abbruch der Therapie führen. Genau das sehe ich auch beim überwiegenden Teil der Patienten, die schon einen Eisentherapieversuch hinter sich haben.

Zudem kann es bei sehr hohen Eisenkonzentrationen im Darm zu einer unkontrollierten Eisenaufnahme über die Darmwand kommen, was dazu führt, das zweiwertiges Eisen ins Blut gelangt und nicht an Transferrin gebunden ist, was wiederum zu Irritationen führt. So kann es sein, dass bei diesen Präparaten bzw. Medikamenten Nebenwirkungen auftreten, die man eigentlich nur von Infusionen kennt.

Die weitaus häufigsten Nebenwirkungen bei oraler Therapie betreffen den Magen-Darm-Trakt mit Übelkeit, Erbrechen, Verstopfung oder Durchfall. In seltenen Fällen kann es auch zu Schwindel, Kopfschmerzen sowie Rötungen oder leichten Schwellungen im Gesicht oder an sonstigen Körperstellen kommen. Infusionen verursachen weit seltener Nebenwirkungen, dann aber potenziell schwerer. Neben Reaktionen wie leichtem Fieber, Knochen- oder Gliederschmerzen und Magenschmerzen kann es auch zu allergischen Reaktionen mit Hautrötungen, Schwellungen oder Bläschen kommen, die meist innerhalb weniger Stunden wieder völlig verschwinden. Auch schwere allergische Reaktionen können nicht völlig ausgeschlossen werden, sind jedoch äußerst selten.

Mein Tipp: Egal welches Eisenpräparat Sie nehmen, sobald der Stuhl merklich dunkler wird als zuvor, sollten Sie die Dosis reduzieren, speziell, wenn Sie eine längerfristige Einnahme planen. Dunkler Stuhl ist ein klarer Hinweis, dass ein zu großer Teil des Eisens nicht resorbiert wird und potenziell Nebenwirkungen verursachen kann, die Sie unter Umständen gar nicht gleich wahrnehmen (Mikrobiomveränderungen, Reizungen der Darmschleimhaut etc.). Wenn Sie zuvor zu wenig Eisen in Ihrer Ernährung hatten, kann es sein, dass der Darm noch nicht ausreichend an die hohen Eisenmengen angepasst ist. Dann braucht er etwas Gewöhnungszeit, bis er die maximale Eisenresorption bewerkstelligen kann.

Ich empfehle Ihnen daher die Wahl eines Präparates mit 10–40 mg einer erprobten Eisenverbindung.

Gute Erfahrungen gemacht habe ich dabei mit:

- Eisenbisglycinat
- Curryblattextrakt (pflanzliches Ferritin)
- Eisenlactat
- Eisengluconat
- Eisenfumarat
- Eisencitrat
- Eisensulfat
- Eisensaccharat liposomal
- sucrosomalem Eisen-III-Pyrophosphat
- Eisen-Polymaltose (geringer NTBI)
- Eisen-Maltol (Zulassung CED)
- Häm-Eisen

Das Präparat sollte in jedem Fall zusätzlich Vitamin C enthalten, um die Eisenaufnahme zu verbessern. Vitamin C ist das am besten erforschte Helferlein und hilft auch bei Anwesenheit resorptionshemmender Stoffe. Mittlerweile gibt es jedoch einige Präparate, die mehrere Resorptions-Helferlein zusätzlich zum Eisen enthalten, z.B. Lactoferrin, oder zusätzliche Antioxidantien, die zusammen mit Vitamin C möglichst das gesamte Eisen aus der Kapsel oder dem Pulver durch die Darmwand schleusen sollen.

So verspricht auch das relativ neue, sogenannte »sucrosomale« Eisen, ohne Eisentransporter, parazellulär und über »M-Zellen« frei von jeglicher Störung im Darm aufgenommen zu werden und sogar erst am Wirkort in der Leber das Eisen freizusetzen. Somit gäbe es auch keine gastrointestinalen Nebenwirkungen. Darüber hinaus kann das Präparat unabhängig von anderen Nahrungsmitteln und Hepcidin aufgenommen werden, was die Anwendung im Alltag sehr erleichtert. All das soll durch eine spezielle Ummantelung des Eisens in einer Doppelmembran (Saccharose-Festsäureester außen und Phospholipiden innen) gelingen, die diese speziellen Effekte bei der Aufnahme in den Körper ermöglicht.

Trotz aller Theorie oder Studien dazu zeigt die Praxis, dass die Eisenaufnahme eine sehr individuelle Sache ist, und so gibt es meines Wissens noch kein Präparat, dass den Eisenspiegel wirklich bei jedem zuverlässig und ohne relevante Nebenwirkungen ansteigen lässt.

Wenn Sie also ein Präparat nach den oben beschriebenen Kriterien wählen, machen Sie schon vieles richtig. Die Erfahrung wird zeigen, welches Präparat bei Ihnen funktioniert. Nun geht es noch darum, wann und wie Sie das Präparat am besten einnehmen sollen.

Art und Weise der Einnahme

Sicherlich wurde Ihnen bei der Einnahme eines Medikaments schon einmal gesagt, Sie müssten es nüchtern, mit dem Essen oder sonstwie einnehmen. Wer regelmäßig ein Präparat zur Unterstützung der Schilddrüse einnehmen muss, ist meist genauestens darin geschult, dieses morgens nüchtern mit einem Glas Wasser einzunehmen und frühestens eine halbe Stunde später zu frühstücken.

Warum dieser ganze Aufwand und wie sollen Sie das alles in Ihrem gestressten Alltag schaffen?

Der Grund dafür, dass wir manche Medikamente nicht zusammen mit Nahrung einnehmen sollen, ist der, dass diese bei Kontakt mit dem Speisebrei schnell stabile Verbindungen bilden, die die Aufnahme des Wirkstoffs im Dünndarm deutlich vermindern oder sogar unmöglich machen. Die Einnahme des Medikaments wäre dann also wirkungslos! Genauso ist es mit Eisen. Eisensalze bilden schnell Komplexe mit anderen Salzen in der Nahrung, z.B. Kalzium oder Magnesium, und können dann nur noch schwer über den Eisentransporter aufgenommen werden.

Man geht davon aus, dass Wasser nach ca. 10–30 Minuten den Magen verlassen hat und Speisen ein bis sechs Stunden im Magen verweilen, bis sie ausreichend angedaut, durchmischt und in den Dünndarm weiter transportiert werden. Somit ergäbe sich folgende Logik: Sie nehmen Ihre Tablette mit einem Glas Wasser. Sie verlässt nach spätestens 30 Minuten gemeinsam mit dem Wasser den Magen. Deswegen die oben genannte halbstündige Pause bis zum Essen. Nun essen Sie Ihr Frühstück auf wiederum leeren Magen, denn die Tablette ist ja schon im Dünndarm. Nach frühestens einer Stunde gelangt auch der Speisebrei in den Dünndarm und könnte dort Komplexe mit dem Wirkstoff der Tablette bilden. Dieser hatte dort allerdings schon eine Stunde Zeit, ungestört resorbiert zu werden. Somit ist eine gute Wirkung des Medikaments gegeben.

Die »Königsklasse« der Medikamenteneinnahme ist es allerdings, wenn Sie eine Schilddrüsentablette und eine Eisentablette nehmen sollen! Das alles auch noch nüchtern und morgens. Eine leider nicht allzu seltene Kombination! Da Sie beides mit einem Glas Wasser einnehmen und 30 Minuten Abstand lassen sollten, müssten Sie morgens mindestens eine Stunde Zeit haben, bevor Sie frühstücken könnten. Kaffee inklusive, denn auch der ist schlecht für die Eisenresorption! Bei mir würde das jedenfalls nicht funktionieren …

Aber keine Sorge, für dieses Problem gibt es eine Lösung! Es ist nicht in Stein gemeißelt, dass man Eisen oder auch das Schilddrüsenmedikament unbedingt morgens nehmen muss, auch wenn es immer wieder so empfohlen wird. Der Grund dafür ist, dass angenommen wird, dass der Hepcidin-Spiegel in Normalfall morgens niedriger ist als abends und dass Eisen deswegen besser bioverfügbar wäre. Ob das aber wirklich stimmt, ist ungewiss. Deswegen meine Devise: Wenn Sie morgens nicht eine Stunde bis zu Ihrem Frühstück warten können und die Einnahme des Schilddrüsenmedikaments schon Belastung genug für Sie ist, können Sie das Präparat irgendwann im Laufe des Tages nehmen, wenn Ihr Magen möglichst leer ist. Das kann auch zwei Stunden nach dem Frühstück, Mittagessen oder – und das empfehle ich am liebsten – nach dem Abendessen sein. Um einen möglichst erholsamen Schlaf zu haben, sollten Sie zwei bis drei Stunden vor dem Schlafengehen ohnehin nichts mehr essen. Wenn Sie also kurz vor dem Zubettgehen die Eisentablette nehmen, sollte der Magen recht leer sein und einer guten Eisenresorption steht nichts im Wege!

Leider kommt es trotz aller Bemühungen, eisenreiche Nahrungsergänzungsmittel gut verträglich zu machen, bei ca. 20–60 % der Patienten (je nach Präparat und Studie) einige Minuten nach der Einnahme noch immer zu Übelkeit oder Magenschmerzen.

Bei mäßigen Symptomen ist es manchmal hilfreich, die Tablette kurz vor dem Einschlafen zu nehmen, da man die Übelkeit dann nicht wahrnimmt. Alternativ ist es eine Möglichkeit, das Präparat doch kurz vor oder nach einer Mahlzeit zu nehmen. Dies verbessert meist die Verträglichkeit, hat aber natürlich den Nachteil der schlechteren Resorption, besonders bei Eisensalzen.

Pflanzliche Ferritin-Präparate oder Häm-Eisen-Präparate sollten in der Resorption weniger von der gleichzeitigen Anwesenheit des Nahrungsbreies beeinträchtigt sein. Die Hersteller von sucrosomalem Eisen-III-Pyrophosphat verweisen sogar auf eine nahrungsunabhängige Einnahme, da die Aufnahme dieser Formulierung deutlich magenschonender sein und es zu keinen Resorptionsstörungen durch andere Nahrungsbestandteile kommen soll.

Manche Studien kommen außerdem zu dem Ergebnis, dass es sinnvoll ist, Eisenpräparate nur alle zwei Tage einzunehmen, da dadurch die Eisenaufnahmefähigkeit im Darm deutlich höher ist. Dies hängt damit zusammen, dass der Körper bei hoher Eisenkonzentration im Darm über den Hepcidin-Regelkreis die weitere Aufnahme hemmt, um sich vor Überladung zu schützen. Nimmt man jeden Tag Eisenpräparate zu sich, trifft die nächste Einnahme auf den Schutzmechanismus und hat damit keinerlei Wirkung. Das im Darm verbleibende Eisen würde dann nur Nebenwirkungen verursachen. Bei sehr hoch dosierten (50–100 mg) Präparaten stimmt das nach meiner Erfahrung bei den niedriger dosierten (10–20 mg) konnte ich bisher nicht feststellen, dass die Aufnahme gehemmt wird.

Sollten Sie aus vorhergehenden Versuchen schon Erfahrung mit der ein oder anderen Substanz und Nebenwirkungen haben, wählen Sie bei Ihrer aktuellen Therapie bitte ein anderes Präparat und/oder ändern Sie die Einnahmemodalität. So haben Sie die beste Chance, die zwei- bis vierwöchige Eigentherapiephase durchzuhalten. Am Mangel an alternativen Eisenpräparaten für einen erneuten Versuch sollte es jedenfalls nicht scheitern!

Nun geht es in erster Linie darum, dass Sie in den nächsten zwei Wochen, die Sie als Ihre »angeleitete Eigentherapiephase ohne Störfaktoren« ausgewählt haben, das gewählte Präparat konsequent einnehmen und vor der ersten Einnahme einen Laborstatus festgehalten haben.

Ernährung

Eisen ist Leben und das Leben ist, wie es eben ist, eine Herausforderung mit Höhen und Tiefen.

Im Idealfall brauchen Sie keine Nahrungsergänzungsmittel oder Infusionen, um Ihren Eisenstatus im Alltag langfristig stabil zu halten. Das aufgenommene Eisen sollte ausreichen, um die Verluste durch Regelblutung, regelmäßigen Sport sowie mehr oder weniger kleine Blutungen, die eben im Laufe eines Lebens vorkommen (Verletzung, Nasenbluten, Operation etc.) auszugleichen. Im Idealfall, wie gesagt.

Wie jetzt, bei Ihnen läuft nicht alles ideal?! Abhängig davon, wie »nicht ideal« Ihre Ernährung aussieht, haben Sie natürlich mehr oder weniger Potenzial, lediglich mit einer Ernährungsumstellung Ihren Eisenwert zu verbessern. Allerdings klingt das leichter, als es ist! Sich das Problem bewusst zu machen, ist jeden- und bestenfalls erst der erste Schritt. Wenn der folgende Absatz auf Sie überhaupt nicht zutrifft und Sie sich ernährungstechnisch schon viele Gedanken gemacht haben, lesen Sie ihn einfach trotzdem.

Nehmen wir mal an, Sie sind eine 32-jährige Frau, arbeiten Vollzeit und machen an drei Tagen in der Woche Sport. Am liebsten laufen Sie 30–60 Minuten, manchmal gehen Sie ins Fitnessstudio, ab und zu machen Sie auch Yoga für die Beweglichkeit und den Geist. Auch sonst pflegen Sie einen aktiven Lebensstil, sind viel unterwegs mit Freunden und so oft es geht, unternehmen Sie Kurztrips in eine Stadt, in der das Leben pulsiert! Dabei gibt es keine geregelten Mahlzeiten, Sie essen, was und wo auch immer sich eine Gelegenheit dazu bietet. Generell sind Sie Mischköstlerin, 165 cm groß und wiegen 58 kg. Ihre Monatsblutung kommt regelmäßig alle 27–29 Tage, dauert vier bis fünf Tage, wobei zwei Tage stark sind.

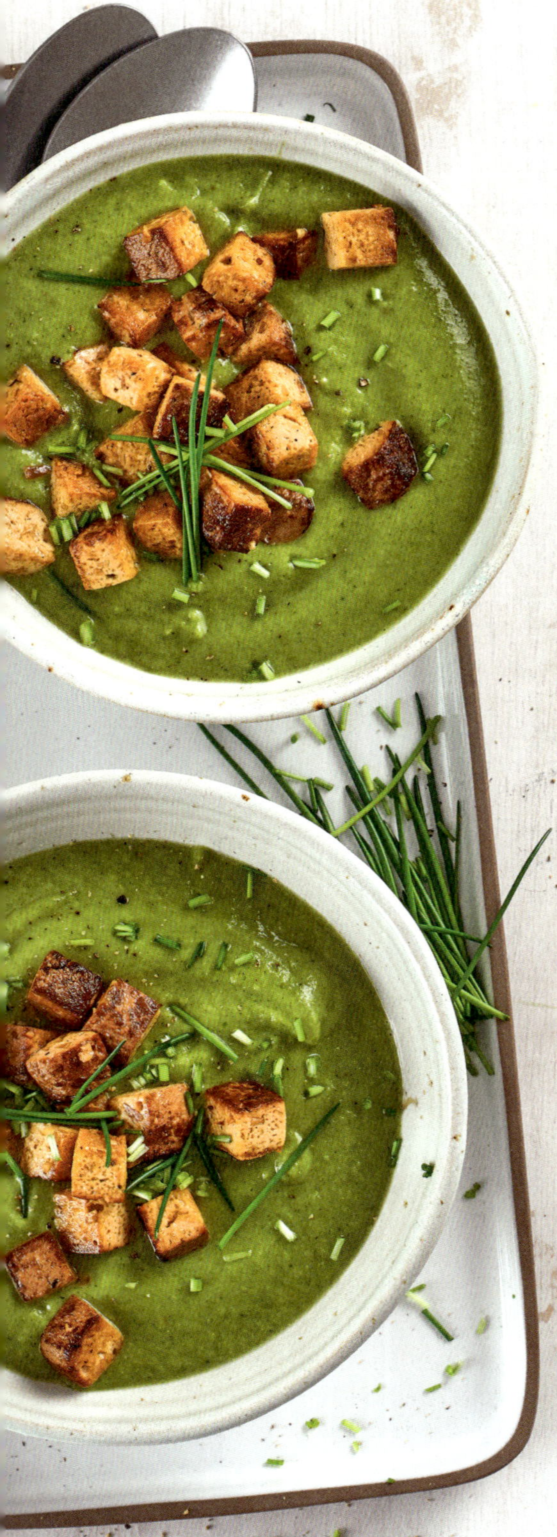

Brokkoli-Tofu-Suppe

4 Portionen
20 Min.

1 kg Brokkoli • 2 Frühlingszwiebeln • 1 cm Ingwer • 4 EL Rapsöl • 200 ml Kokosmilch • 1 l Gemüsebrühe • Salz, Pfeffer • Saft von 1 Bio-Zitrone • 1 Nuss-Tofu • frischer Schnittlauch

- Brokkoli in Röschen, Frühlingszwiebeln in grobe Ringe schneiden und Ingwer fein reiben.

- In einem Topf mit 2 EL Öl kurz andünsten, mit Kokosmilch und Gemüsebrühe ablöschen. 15 Min. köcheln lassen, dann mit einem Mixstab fein pürieren und mit Salz, Pfeffer und etwas Zitronensaft abschmecken.

- Tofu würfeln, in einer Pfanne mit 2 EL Öl knusprig anbraten.

- Suppe anrichten und Tofu sowie gehackten Schnittlauch dazugeben.

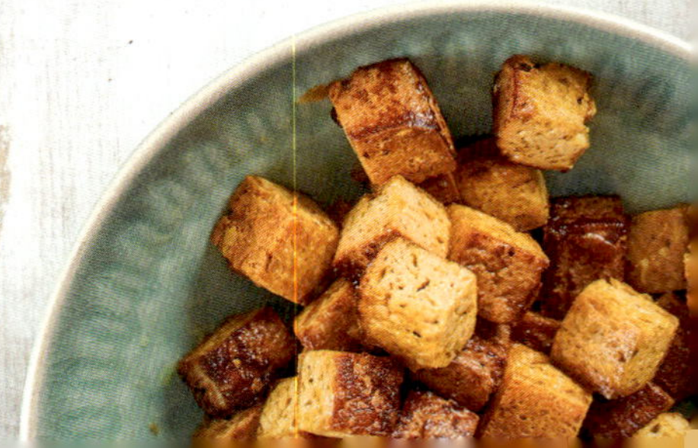

Wir können also annehmen, dass Sie einen Grundbedarf von 1 mg haben, dazu kommt dreimal pro Woche Sport. Berechnen wir also für den Schweiß im Schnitt 0,5 mg + 0,3 mg extra für die mechanische Belastung durch das Laufen. Den Verlust durch die Regelblutung bemessen wir mit 30 mg bei durchschnittlich ca. 60 ml Blutverlust.

Das ergibt pro Zyklus einen Bedarf von:
28 × 1 + 12 × 0,8 + 30 = 67,6 mg Eisen

(1 mg Grundbedarf für 28 Tage, 12 Sporteinheiten mit jeweils 0,8 mg Verbrauch in 28 Tagen + einen Blutverlust von 60 ml bei der Regelblutung (entspricht 30 mg Eisen) gibt in Summe 67,6 mg. Diese sollte in den 28 Tagen durch die Ernährung ersetzt werden. Je nachdem, wie gut bioverfügbar das Eisen in der Nahrung ist, müssen Sie entsprechend mehr oder weniger Eisen mit der Nahrung zuführen.)

Bei im Schnitt 12 % Bioverfügbarkeit wären das gerundet 563 mg Eisen, die Sie in 28 Tagen über die Nahrung aufnehmen müssten – oder anders gerechnet fast 20 mg täglich. (Lebensmittel, pflanzlich und tierisch, schwanken zwischen 2 und 35 % Bioverfügbarkeit von Eisen, daher nehme ich bei Mischkost 12 % in diesem Rechenbeispiel an, die WHO geht bei ihren Empfehlungen von 10 % aus, da sie 14 mg tägliche Zufuhr empfiehlt und einen täglichen Bedarf von 1,4 mg annimmt.) Sie sehen, wir sind schon ziemlich weit weg von den empfohlenen 14 mg und bereits bei den Empfehlungen, die laut »D-A-CH« (Verband der Ernährungsgesellschaften von Deutschland, Österreich und der Schweiz) für Schwangere gelten.

Einen großen Unterschied macht bei all dieser Rechnerei besagte Bioverfügbarkeit. Wenn wir statt der durchschnittlichen 12 % mit 10 % rechnen, landen wir bei 24 mg Eisen, rechnen wir mit 15 %, ergibt das 16 mg Eisenbedarf täglich. Die Bioverfügbarkeit ist also keine Kleinigkeit, prägen Sie sich die Liste der »Helferlein« (Seite 55) daher gut ein! Und natürlich ist es sehr relevant, ob sie 40 ml, 60 ml oder noch mehr Blut bei der Regelblutung verlieren. Solche Differenzen schlagen schnell mit 0,7 mg Mehrbedarf täglich zu Buche.

Wie sieht es nun in Ihrem Leben aus? Da Ihr Leben und eben auch Ihre Ernährung nicht »ideal« verlaufen, essen Sie wochentags vermutlich in etwa wie folgt: morgens einen Milchkaffee, dazu einen Joghurt mit etwas Müsli und Beeren und im Gehen noch eine Banane oder einen Apfel. Am Vormittag dann noch einen Kaffee gegen die Müdigkeit und ein Stück Kuchen im Büro, schließlich hat immer irgendjemand Geburtstag oder es gibt etwas anderes zu feiern. Mittags gibt es dann einen Salat mit Putenstreifen, ist gut für die Linie, und einen Pudding als Nachspeise, ist gut für die Seele. Um 16 Uhr haben Sie einen Einbruch, es ist Zeit für den nächsten Kaffee, dazu brauchen Sie irgendetwas Süßes, meist ein Stück Milchschokolade. Abends essen Sie am liebsten Käsebrot mit Tomaten und Gurken. Ihren Vitamin-D-Status kennen Sie nicht, aber Sie sind gefühlt schon viel an der Sonne, zumindest im Sommer.

Ein Tag könnte beispielsweise so aussehen:
Frühstück:
- 200 g Joghurt: 0,1 mg Eisen
- 50 g Müsli: 1,0 mg Eisen
- Milchkaffee: 0,2 mg Eisen
- 100 g Beeren: 1,0 mg Eisen
- 200 g Banane: 0,5 mg Eisen

→ Summe: 2,8 mg Eisen

Zwischendurch am Vormittag:
- Kaffee: 0,2 mg Eisen
- Marmorkuchen: 0,7 mg Eisen

→ Summe: 0,9 mg Eisen

Mittagessen:
- gemischter Salat: 0,01 mg Eisen
- 200 g Putenstreifen: 4 mg Eisen
- Pudding: 0,05 mg Eisen

→ Summe: 4,06 mg Eisen

Zwischendurch am Nachmittag:
- Kaffee: 0,2 mg Eisen
- 100 g Milchschokolade: 0,25 mg Eisen

→ Summe: 0,45 mg Eisen

Abendessen:
- 2 Scheiben Vollkornbrot: 2,8 mg Eisen
- Käse: 0,01 mg Eisen
- Tomaten, Gurken: 0,5 mg Eisen

→ Summe: 3,21 mg Eisen

→ Summe Tag: 7,42 mg Eisen

Wenn wir, in dieser Kombination sehr optimistisch, eine Bioverfügbarkeit von 15 % ansetzten, kämen Sie gerade einmal auf 1,11 mg bioverfügbares Eisen. Damit würden Sie lediglich den Basis-Tagesbedarf mehr oder weniger gut abdecken. Die Regelblutung, der Sport sowie die Wochenendtrips in die »pulsierenden Städte«, wo Sie aufgrund des »ernährungstechnischen Schlendrians« auf deutlich weniger Eisen kommen, dafür auf den Tanzflächen umso mehr Schweiß und somit Eisen zurücklassen, sind da noch nicht berücksichtigt!

Es ist daher völlig logisch, dass Sie mit diesem Lebensstil Monat für Monat in einen immer stärkeren Eisenmangel rutschen. Als Konsequenz den Sport oder die »pulsierenden Städte« aufzugeben oder zu reduzieren, kommt nicht in Frage! Folgerichtig müssen Sie also Ihre Ernährung umstellen und im normalen Alltag jeden kleinen Trick ausnutzen, um die Eisenaufnahme zu optimieren! Was heißt das in Ihrem Fall konkret?

Tipps für eine optimale Eisenaufnahme

Morgens

Ich persönlich trinke morgens gerne einen nach genauem Abwiegen mit viel Liebe zubereiteten »Flat White«. Daher tue ich mich wirklich schwer, Ihnen den morgendlichen Kaffee zu verbieten. Wenn Sie etwas Zeit haben, trinken Sie den Kaffee unmittelbar nach dem Aufstehen, bevor Sie sich fertig machen. So vergeht zumindest eine halbe Stunde, bevor Sie etwas essen. Wenn das nicht geht, wäre es ideal, wenn Sie mit dem ersten Kaffee bis zum Vormittag warten können. Trinken Sie nach dem Aufstehen stattdessen einen Kräuter- oder Früchtetee mit einem Teelöffel Zuckerrübensirup und Zitrone.

Statt irgendeines fertigen Müslis bereiten Sie sich folgende Getreidemischung in einer Aufbewahrungsbox zu, damit Sie diese abends in eine Schüssel geben und über Nacht quellen lassen können.

Getreidemischung für Ihr Müsli
- 10 g Weizenkleie: 1,6 mg
- 10 g Hirseflocken: 1,0 mg
- 10 g Haferflocken: 0,5 mg
- 5 g Amaranth, gepufft: 0,45 mg
- 3 g Leinsamen: 0,2 mg
- 3 g Chiasamen: 0,2 mg
- 1 TL Gojibeeren: 0,35 mg

Schmecken Sie den Müslibrei nach Belieben ab mit

- 1 TL Kakaopulver: 0,8 mg
- 1 TL Spirulina: 0,9 mg
- 10 g gehackten Walnüssen oder Mandeln: 0,4 mg
- 10 g getrockneten Beeren: 0,1 mg
- 1 TL Zuckerrübensirup: 1 mg
- und frischem Obst

→ Summe: 7,50 mg Eisen.

Dazu kommt noch ein Tropfen eines DEKA-Präparats, also eine Kombination von Vitamin D, E, K und A. Diese hält den Hepcidin-Spiegel niedrig und damit die Eisenaufnahme hoch. Und »by the way«: Lassen Sie Ihren Vitamin-D-Spiegel bestimmen, auch wenn Sie gefühlt viel an der Sonne sind!

Wenn Sie jetzt denken: »O Gott, das schmeckt grausig«, glauben Sie mir, halten Sie eine Woche durch, schmecken Sie die Zubereitung gerne etwas unterschiedlich ab und ich bin mir sicher, Sie werden bald ohne dieses Frühstück nicht mehr in den Tag starten wollen! Wer glaubt, ohne Milch geht es in der Früh nicht, wird merken, es geht super! Dieses Frühstück »hält lange an«, produziert keinen Heißhunger, ist gut für die Verdauung und verhindert ein Vormittagstief. Spätestens im Laufe des Vormittags dürfen Sie Ihren Kaffee wie gewohnt trinken und gerne auch mal ein Stück Kuchen dazu genießen, wir zählen ja jetzt nicht die Kalorien. Wünschen Sie sich von Ihren Kollegen aber zum Beispiel einen Mohnkuchen, der schlägt immerhin mit ca. 1,4 mg Eisen pro Stück zu Buche!

Mittags

Die zweite wichtige Säule einer guten Eisenversorgung, aber auch einer Ernährung im Allgemeinen ist das Mittagessen. Es sollte möglichst warm verzehrt werden und neben tierischem oder pflanzlichem Eiweiß vitaminreiches Gemüse sowie möglichst eisenreiche Kohlehydratbeilagen beinhalten. Genau hier liegt das größte »Eisenpotential«. Leider beinhalten die gängigsten Mittagsbeilagen wie Kartoffeln, Reis, Nudeln kaum Eisen, machen jedoch mehr als satt. Ist an einem Tag trotzdem nur eine dieser Beilagen verfügbar oder gewünscht, kombinieren Sie sie mit einer möglichst eisenreichen Eiweißquelle und Gemüse. Wenn Sie einen fleischlosen Tag einlegen, bieten sich Hülsenfrüchte als ideale Eisenquelle an da sie, als Hauptmahlzeit genossen, auch allein eine gute Eisenversorgung gewährleisten.

Warum das Quellen über Nacht?

Getreide enthalten in ihren Randschichten Phytinsäure, die Mineralien wie Zink, aber eben auch Eisen bindet und unresorbierbar macht. Durch das Einweichen über Nacht entsteht jedoch das Enzym »Phytase«, das Phytinsäure abbaut. Somit können die Mineralien deutlich besser aufgenommen werden! Morgens hat das Getreide das Wasser aufgesogen. Gießen Sie es nochmals mit etwas kochendem Wasser auf, damit es noch bekömmlicher wird. So können Sie auch eine für Sie angenehme Konsistenz des Breis bestimmen. Ich mag es sehr weich bis leicht flüssig, aber da ist jeder anders. Jedenfalls sollten Sie mit dem Brei genug Flüssigkeit aufnehmen.

Lebensmittel für ein eisenreiches Mittagessen:

- Fleisch, Huhn, Fisch: 2–4 mg
- Linsen, Bohnen, Soja, Wildreis: 4–7 mg
- Spinat, Topinambur, Bärlauch, Fenchel, Erbsen, Brokkoli: 2 mg
- Oregano, Petersilie, Basilikum, Schnittlauch: 0,2 mg
- Pfeffer, Chili, Curry, Paprikapulver
- 1 Rippe 90 % Schokolade: 2 mg

→ Summe: 8–12 mg Eisen zum Mittagessen.

Gegen ein kleines Hungertief am Nachmittag helfen Nüsse (50 g enthalten 1,5 mg Eisen) oder Frisch- und Trockenobst. Und vergessen Sie nicht, im Laufe des Tages ausreichend Flüssigkeit in Form von Mineralwasser oder Tees zu sich zu nehmen, damit Sie nicht erst abends darauf kommen, dass Sie zu wenig getrunken haben. Dies hilft auch, einem eventuellen Heißhunger am Abend vorzubeugen.

Mein Tipp daher: Achten Sie darauf, dass Sie das Ernährungsthema und die Eisenaufnahme mit einem kleinen Snack am Nachmittag abgeschlossen haben. So haben Sie keinen Druck mehr, abends noch etwas aufholen zu müssen.

Abends

Im alltäglichen Leben ist das Abendessen für viele die Hauptmahlzeit. Man kommt nach einem stressigen Tag zur Ruhe und belohnt sich mit seinen »Lieblingsleckerli«. Da Disziplin auch ein Kraftakt ist und man die meiste Kraft tagsüber verbraucht hat, schaffen es die »Leckerli« auch ohne großen Widerstand in unsere Mundhöhle.

Okay, alles eigentlich noch kein »Eisenproblem«, aber diese »Leckerli« haben in den seltensten Fälle einen relevanten Eisengehalt, sondern bestehen eher aus Fett und Zucker. Neben dem Kalorienproblem sorgt dies für ein Verdauungsproblem. Die fehlende Kraft fehlt auch für die Verdauung und so überlasten wir zudem unser Verdauungssystem. Die fehlverdauten Lebensmittel ernähren uns nicht wirklich, sondern stören die nächtliche Regeneration und tragen dazu bei, dass sich die morgendliche Lust auf ein gesundes Frühstück in Grenzen hält. Der Darm leidet noch unter den durch die Fehlverdauung des Vorabends entstandenen Giftstoffen und ist noch nicht bereit für neuerliche Nahrungsaufnahme.

Hören Sie abends ganz besonders auf Ihren Körper. Wie viel Essen brauchen Sie wirklich noch? Was tut Ihnen wirklich gut? Langsames Essen und gutes Kauen sind nun besonders wichtig, um diesen Gefühlen und Wahrnehmungen auch den nötigen Raum zu geben! Abhängig von Ihrer Tagesaktivität ist zumeist ein leichtes Abendessen völlig ausreichend. So regenerieren Sie besser und sind am nächsten Morgen bereit für Ihr »Eisen-Müsli«.

Beispiel für ein eisenreiches kleines Abendbrot:

- 2 Scheiben Vollkornbrot mit Sonnenblumenkernen: 2,8 mg
- Kräuterquarkaufstrich: 0,3 mg
- Radieschen, Paprikastreifen: 0,4 mg

→ Summe: 3–4 mg Eisen + Vitamin C zum Abendessen

Oder, wenn Sie etwas Eisen aufholen müssen:

- 1 Teller Erbsensuppe (Seite 124) mit Petersilie: 6,0 mg
- 1 Scheibe Vollkornbrot mit Sonnenblumenkernen: 1,4 mg
- etwas Zitronensaft zum Abschmecken

→ Summe: ca. 7,4 mg + Vitamin C zum Abendessen

Fazit

Mit diesen Ernährungsbeispielen kommen Sie über den Tag auf ca. 20–25 mg Eisen. Sie sehen an diesem Beispiel, wie wichtig das Frühstück ist. Auf der einen Seite ist es ernährungsphysiologisch empfehlenswert, ein nahrhaftes, warmes Frühstück zu essen. Auf der anderen Seite ist das Frühstück die (!) Möglichkeit, mit nur geringem Aufwand viel Eisen, aber auch andere wichtige Nährstoffe zu sich zu nehmen, und zwar dann, wenn Sie sie am dringendsten brauchen: am Beginn eines anstrengenden Tages!

Das Frühstück auszulassen oder den Tag mit einer Zimtschnecke oder einem Käsebrötchen zu beginnen, befördert Sie langfristig geradewegs in einen Eisenmangel, von anderen nachteiligen Effekten einmal ganz abgesehen.

Wenn Sie sich die Getreidemischung einmal im Monat frisch zubereiten, brauchen Sie für die tägliche Zubereitung nur noch wenige Minuten. Das Gute ist auch, dass sich durch die Vorbereitung am Vorabend am nächsten Morgen die Frage nicht mehr stellt, ob und was Sie essen sollen. Ratzfatz haben Sie Ihr Müsli fertig zubereitet und können umso länger kauen!

Und allein über das Müsli erhalten Sie 7 mg Eisen, die Sie meiner Meinung nach mit den weiteren Mahlzeiten des Tages kaum mehr nachholen können! Das »Eisen-Müsli« können Sie sich notfalls sogar in einer Box mitnehmen, um es unterwegs oder im Büro zu essen. Dann können Sie sich auch der neidischen Blicke einiger Ihrer Beobachter sicher sein, die sich da denken: »So etwas sollte ich auch mal essen.« Die verächtlichen Blicke der »Zimtschneckenfresser« mit ihren traurigen, bleichen, müden Gesichtern und den rissigen Mundwinkeln können Sie jetzt gut zuordnen. Die Symptomliste des Eisenmangels kennen Sie ja.

Ich hoffe, ich bin Ihnen jetzt nicht zu nahe getreten! Essen Sie gerne Zimtschnecken oder Ähnliches zum Frühstück? Wenn ja, tut es mir leid, aber ich wollte Sie etwas provozieren, damit es Ihnen leichter fällt, Dinge zu ändern. Ein Tritt in den Hintern, wenn Sie so wollen, denn: »Auch ein Tritt in den Hintern ist ein Schritt vorwärts.«

Sie sehen: Eisenmangel ist auch ein Thema einer guten Morgenroutine, wobei die Routine, wie Sie gelesen haben, eigentlich schon am Vorabend mit dem Einweichen beginnt. Wer zu spät aufsteht und keine Zeit für ein Frühstück hat, wird sich später mit irgendeinem Snack vom Bäcker begnügen müssen. In den seltensten Fällen werden Sie am Weg etwas Vergleichbares wie unser Müsli finden, das Sie so gut mit Eisen versorgt. Wenn doch, dann kostet es ein Vermögen!

Wenn ich meine Patienten nach ihrem Frühstück frage, höre ich ganz oft: »Joghurt mit Früchten« und wahrscheinlich ist das ganz oft in Wahrheit nur eine Wunschvorstellung. Für mich ist das ein Zeichen für Stress und Unwohlsein bereits am frühen Morgen, begründet durch die Gedanken daran, was gleich über einen hereinbrechen wird.

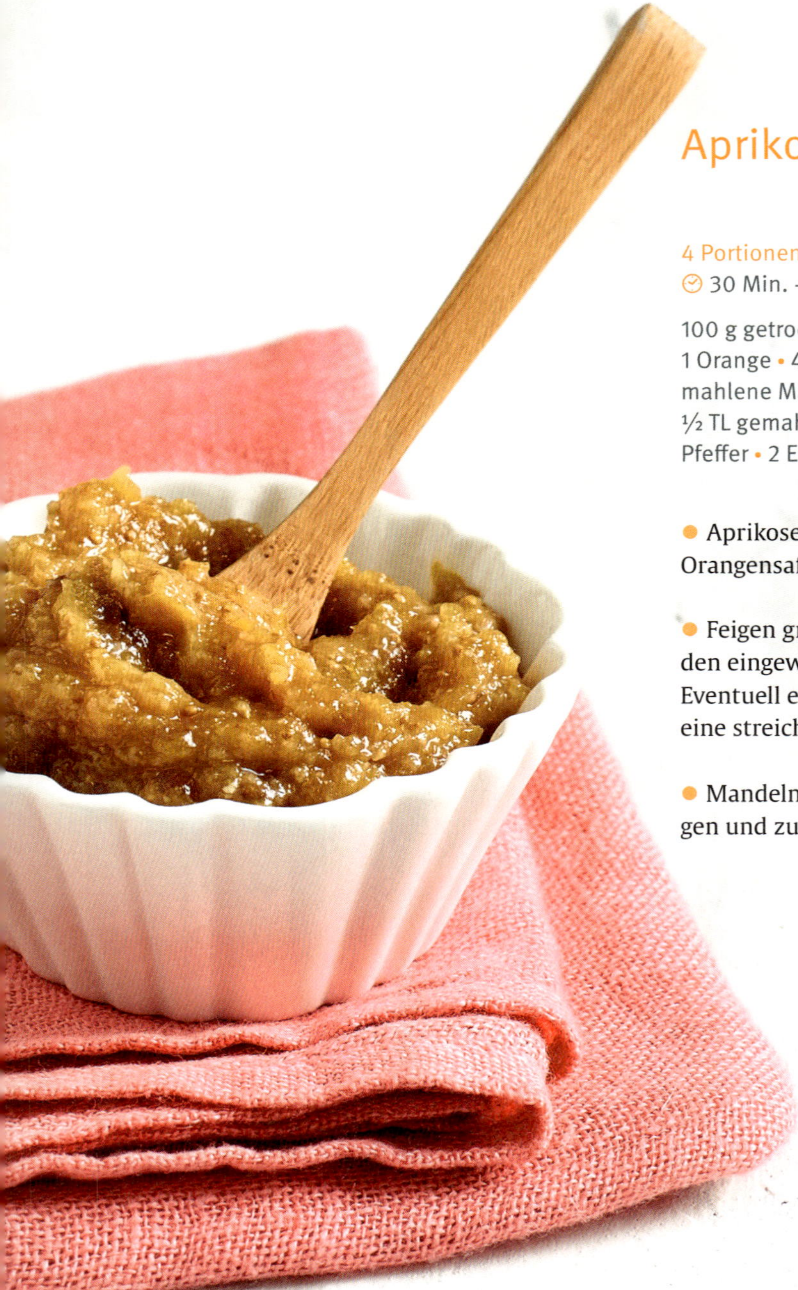

Aprikosenpaste

4 Portionen
⏲ 30 Min. + 12 Std. Einweichzeit

100 g getrocknete Aprikosen • Saft von 1 Orange • 4 getrocknete Feigen • 2 EL gemahlene Mandeln • 1 TL gemahlener Ingwer • ½ TL gemahlener Kardamom • 1 Msp. weißer Pfeffer • 2 EL Leinöl

- Aprikosen würfeln und über Nacht im Orangensaft einweichen.

- Feigen grob hacken und zusammen mit den eingeweichten Aprikosen pürieren. Eventuell etwas Orangensaft zufügen, sodass eine streichfähige Paste entsteht.

- Mandeln, Gewürze und Leinöl untermengen und zu einer homogenen Paste rühren.

Ich kenne das von mir selbst aus einer Zeit, in der es mir den Magen schon beim ersten Läuten des Weckers zusammengezogen hat und ich sofort mit Schrecken an meinen bevorstehenden Arbeitstag denken musste. Dann fühlt man sich nicht nach einem vollwertigen Frühstück. Joghurt ist das Einzige, was man runterkriegt. Und viele schaffen nicht mal das. Wenn Sie also generell und im Speziellen morgens wenig Appetit haben, überlegen Sie, ob Sie Ihren Morgen anders organisieren können oder vielleicht einfach Ihr »Mindset« dahingehend ändern können, sich von den bevorstehenden Aufgaben nicht überrollen zu lassen. Vielleicht sind einige Ihrer Ängste ja unbegründet und lassen sich beim Kauen Ihres Müslis gleich mit zermahlen. Jedenfalls kann ich Ihnen aus eigener Erfahrung sagen, dass ein schwieriger Tag mit einem nahrhaften Frühstück viel leichter und besser zu bewältigen ist! Es dauert ein bisschen, bis man sich daran gewöhnt hat, aber dann geht es einem einfach besser.

Wenn Sie am Morgen schon nachlässig mit der aufzunehmenden Eisenmenge sind und versuchen wollen, den Rückstand mit dem Mittagessen wieder aufzuholen, müssten Sie Leber mit Linsen oder etwas Vergleichbares essen, um das zu schaffen. In diesem Fall besteht aber die Gefahr, dass Ihr Darm mit dieser Eisenmenge gar nicht klarkommt und gar nicht alles an Eisen aus dieser einzelnen Mahlzeit aufnehmen kann. Sie bleiben also weiter im Tagesminus.

Besonders Menschen, die kein oder wenig Fleisch essen, müssen genau darauf achten, mit welchen Lebensmitteln sie ihren Eisenbedarf decken können. Aber keine Sorge: Es ist möglich! Eine Auflistung eisenreicher Lebensmittel (Seite 38) habe ich Ihnen bereits an die Hand gegeben. Ich habe mich hier auf die aus meiner Sicht gängigsten Lebensmittel beschränkt. Die Liste soll Ihnen zukünftig im Alltag eine Hilfe sein, wenn Sie in der Kantine oder im Restaurant eine Hauptspeise und Beilage wählen und dabei etwas für Ihren Eisenstatus tun wollen. Wenn Sie es schaffen, sich ein paar dieser Nahrungsmittel zu merken und zukünftig gegen andere tauschen, die Sie sonst gerne essen, die aber wenig Eisen enthalten, dann hat diese Liste ihren Zweck erfüllt.

Entscheiden Sie selbst, ob Sie in der ersten Phase der Selbsttherapie die konsequente Einnahme eines eisenhaltigen Nahrungsergänzungsmittels bevorzugen oder lieber Ihren Ernährungsplan umkrempeln. Beides ist möglich. Sie müssen, wie immer, nur konsequent bleiben, damit die gemessenen Werte auch aussagekräftig sind.

Die Umstellung der Ernährungsgewohnheiten ist sicherlich nicht so einfach, da es die Aufgabe tief verwurzelter Gewohnheiten bedeutet, daher mein Rat: Beginnen Sie damit, Resorptionshemmer (Seite 55) von Ihrem Speiseplan zu streichen und mehr Helferlein aufzunehmen. Wenn Sie den Joghurt am Morgen durch ein Eisen-Müsli ersetzen und abends ein eisenhaltiges Nahrungsergänzungsmittel zu sich nehmen, sollten Ihre Eisenwerte bei der nächsten Kontrolle schon deutlich besser sein.

Noch ein kleiner Tipp: Ersetzen Sie Haushaltszucker durch Zuckerrübensirup. Er enthält viel Eisen und jede noch so kleine Dosis macht sich am Ende des Tages bezahlt.

Esshygiene

Für viele ein völliges Fremdwort, für mich als Mayr-Arzt aber unumgänglich: Esshygiene. Probieren Sie es aus, es wird Ihr Leben verändern!

Die meisten Menschen halten es für selbstverständlich, dass alles, was sie hinunterschlucken, auch verdaut wird und ihnen irgendwie guttut. Okay, manche haben schon bemerkt, dass ein Zuviel von Vielem in überflüssigen Kilos auf der Waage mündet. Aber ganz allgemein gehen die meisten davon aus: Was man zu sich nimmt, wird verdaut und steht dem Körper zur Verfügung.

Welch unglaubliche Leistung unser Magen-Darm-System samt den Verdauungsdrüsen dabei vollbringen muss, wissen die wenigsten zu schätzen! Erst wenn wir es übertrieben haben und akute Beschwerden auftreten, nehmen wir dieses System, das uns tagtäglich mit Energieträgern, Spurenelementen und Vitaminen aus den Lebensmitteln versorgt, wahr.

Aber ich rate Ihnen: Nehmen Sie dieses hochkomplexe, lebenswichtige System nicht als gegeben an, sondern tun Sie Ihr Möglichstes, um die Organe bei ihrer Arbeit zu unterstützen. Spätestens im höheren Alter, wenn die Verdauungsleistung von Natur aus nachlässt, werden Sie froh sein, wenn Sie sich in früheren Jahren ein gesundes Essverhalten antrainiert haben. Ihr Körper wird es Ihnen mit mehr Energie, einem besseren Sättigungsgefühl, weniger Blähungen und einer besseren Nährstoffverwertung danken!

Ein großes Stück Fleisch, das nur dreimal gekaut mit einem Schluck verdünntem Fruktosesirup (in sehr vielen Getränken enthalten) aus einer Limonade hastig hinuntergewürgt wird, kann auch im weiteren Verlauf des Verdauungstrakts nicht vollständig verdaut und verwertet werden. Stattdessen gelangt es teilweise unverdaut in den Dickdarm und wird dort zu Stoffwechselprodukten mit zum Teil ekelhaft klingenden Namen (Ammoniak, Skatol, Indol, Kresol, Phenol, Kadaverin etc.) »fehlverdaut« – mit all seinen Folgen: Konzentrationsstörungen, allergischen Reaktionen, Darmentzündungen bis hin zur Entstehung von bösartigen Polypen der Darmwand.

Diese Fehlverdauung nennt sich in medizinischen Kreisen Dyspepsie. Sie kann im Rahmen von Erkrankungen auftreten, bei den allermeisten Menschen ist sie jedoch eine Folge falsch antrainierter Essgewohnheiten. Man ist spät dran, vom Tag kaputt, nimmt eine Kleinigkeit auf die Hand, isst im Stress zwischen Tür und Angel … Kennen Sie das?

Eine sinnvolle Esshygiene sieht allerdings eher so aus: Die ausreichende Zerkleinerung der Nahrung im Mund durch sorgfältiges Kauen ist der erste Schritt. Dabei wird der Speisebrei angewärmt und es kann genügend Speichel zur Verfügung gestellt werden, der sich mit der Nahrung vermischt. Die darin enthaltenen Enzyme können bereits im Mund ihre Arbeit, nämlich die Verdauung, beginnen. Der Brei aus Nahrung, Speichel und Enzymen hat schon den ganzen Weg vom Mund über die Speiseröhre bis in den Magen Zeit, die Verdauung zu starten. Im Magen bekommt diese nochmals einen richtigen Schub durch die Magensäure, die leider einen schlechten Ruf genießt und meist mit Problemen assoziiert wird. Dabei ist sie unerlässlich für eine gute Wirkung der Proteasen und damit der Eiweißverdauung. Vor den potenziell negativen Folgen der Magensäure schützt dabei der mitgeschluckte Speichel, sofern ausreichend vorhanden.

Anschließend folgt ein komplexes Zusammenspiel aus Enzymen und Hormonen, die die Bewegungen des Magens, die Öffnung des Magenausgangs und damit den Weitertransport in den Dünndarm regulieren, wo die weiteren Verdauungs- und Resorptionsprozesse im Zusammenspiel mit Leber, Galle und Bauchspeicheldrüse stattfinden. Dies funktioniert ohne unser bewusstes Zutun, wie von Zauberhand. Ob all diese Prozesse ungestört ablaufen können, ist abhängig davon, ob wir die ersten Schritte, die wir selbst maßgeblich mitbestimmen können, ordentlich erledigt haben. Andernfalls kann nur noch Schadensbegrenzung betrieben und der Nahrungsbrei, teilweise unverdaut, weitertransportiert werden. Voilà! »Dyspepsie«!

Das in diesem schlecht verdauten Brei enthaltene Eisen kann selbstverständlich auch nur teilweise aufgenommen werden. Wenn es normalerweise ca. 10 % sind, sind es dann vielleicht nur noch 5 %. Und das gilt für alle Lebensmittel.

Für mich ist das die einzige Erklärung neben dem »stillen Hunger« dafür, dass auch übergewichtige Fleischesser zunehmend in einen Eisenmangel rutschen. Weil sie eben zu viel zu schnell hinunterwürgen!

Nutzen Sie diese angeleitete Phase der Eigentherapie des Eisenmangels auch für mehr Bewusstsein beim Essen. Zählen Sie, wo Ihr persönlicher »Kaupunkt« liegt. Das heißt, nach wie vielmal Kauen Sie reflexartig schlucken würden. Bei den meisten liegt er bei 3- bis 6-mal Kauen. Er sollte jedoch mindestens bei 20, noch besser bei 30–40 Kaubewegungen liegen! Ich weiß, es ist anfangs ganz schön schwer, nicht zu schlucken und stattdessen noch ein paar Runden zu kauen! Aber nur so stellen Sie sicher, dass der Speisebrei gut genug vorbereitet ist, um im Magen weiter durchmischt und angedaut zu werden, und dass schließlich im Dünndarm die Verdauungsenzyme ihre volle Leistung bringen können.

Übrigens geben Sie so der »Darm-Hirn-Achse«, so nennte man das extrem komplexe Kommunikationssystem zwischen Darm und zentralem Nervensystem, auch genug Zeit, um überhaupt ein Sättigungsgefühl melden zu können. Wer seinen Teller zu schnell verputzt, überlistet diese Achse und isst selbst dann noch weiter, wenn eigentlich schon »Stopp« wäre. Das nächste Signal ist dann erst »Völlegefühl und Übelkeit«.

Lassen Sie diesen wichtigen Effekt in Ihrer zwei- bis vierwöchigen Eigentherapiephase keinesfalls ungenutzt! Essen Sie bewusster, legen Sie Ihr Handy mal für einen Moment zur Seite und konzentrieren Sie sich stattdessen lieber auf das Kauen und die neuen Geschmäcker, die Sie dabei erstmals wahrnehmen können. Genießen Sie die bildliche Vorstellung, wie Ihr gut gekauter Bissen im Magen weiter durchmischt, angedaut wird und schließlich im Dünndarm das ganze darin befindliche Eisen, nicht zuletzt mithilfe des Vitamin C von Ihren Darmzotten, resorbiert wird – was für ein Genuss! Was für eine Freude!

Denken Sie also daran: Wie Sie essen, ist mindestens genauso wichtig wie, was Sie essen. Nicht, was Sie hinunterschlucken, nährt Ihren Körper, sondern nur, was Sie verdauen! Das möchte ich Ihnen eigentlich damit sagen!

Kontrolle

Sie haben die letzten zwei oder gar vier Wochen durchgehalten, täglich ein Eisenpräparat genommen, Hemmer reduziert oder ganz weggelassen, gekaut wie nie zuvor in Ihrem Leben und jedes einzelne Eisenatom gedanklich aus dem Essen gesogen und mit den besten Grüßen einer Darmwandzelle zur Aufnahme übergeben? Gratulation, dann sind Sie bereit für die Kontrolle!

Sie sollten idealerweise acht Stunden nüchtern sein und in dieser Zeit auch kein Eisenpräparat eingenommen haben. Wenn Sie dieses immer morgens genommen haben, machen Sie den Test also erst am nächsten Morgen; haben Sie es immer abends eingenommen, können Sie den Test am nächsten Morgen machen.

Sollten alle Stricke reißen und Sie aus irgendeinem Grund einen der Faktoren nicht oder nicht ganz berücksichtigen können, vermerken Sie dies bei Ihren Therapieangaben online, falls Sie die Plattform nutzen, oder weisen Sie Ihren Arzt darauf hin, damit es bei der Analyse berücksichtigt werden kann. Wenn Sie diese Punkte beachten, haben Sie Ihr Möglichstes getan, um Ihren Erfolg bei der oralen Eisentherapie wirklich messbar zu machen.

Nach Einsendung des Labortestes über die Website dauert es maximal zehn Tage, bis Sie die Ergebnisse vorliegen haben. Auf Wunsch bekommen Sie von uns eine Aussage darüber, ob sich Ihr Eisenstatus verbessert hat und ob Sie mit dieser, einer leicht abgewandelten oder gar einer alternativen, z. B. einer Infusionstherapie, weitermachen sollten. Wenn Sie das nicht möchten, können Sie mit dem erhaltenen Verlaufsbefund einen Arzt Ihres Vertrauens aufsuchen und mit ihm das weitere Vorgehen besprechen. Sie sparen sich damit jedenfalls die erste Phase der Abklärung Ihres Problems und können gut darauf aufbauen! So sparen Sie sich eine Menge Zeit! Im besten Fall haben Sie Ihr Problem sogar schon gelöst!

So oder so, wenn Sie die Anweisung bisher befolgt haben, war Ihr Aufwand keinesfalls umsonst, Sie haben einige auch in Zukunft wichtige Informationen für sich gewonnen!

Wann Sie ärztlichen Rat suchen sollten

Es ist mir ein großes Anliegen, mit diesem Buch möglichst vielen Menschen die Möglichkeit zu bieten, abzuklären, ob sie von dem weit verbreiteten Eisenmangel (oder deutlich seltener auch -überschuss) betroffen sind. Vor allem auch dann, wenn in nächster Zeit kein Arzttermin möglich ist.

Ich tue das im Vertrauen darauf, dass Sie, sollte sich Ihr Zustand rasch verschlechtern, sollten unerwartete Beschwerden auftreten oder sollte Ihnen sonst etwas eigenartig vorkommen, diese angeleitete Eigentherapie abbrechen und umgehend ärztliche Hilfe suchen!

Daher ist es mir auch sehr wichtig, dass Sie nicht ohne vorheriges Labor in das Unternehmen starten! Erstens ist es sonst unmöglich, den Erfolg zu messen, und zweitens können wir so besser jene Fälle herausfiltern, die den Eigentherapieversuch gar nicht erst ohne ein persönliches Arztgespräch starten sollten!

Sollten bei Ihnen schon jetzt oder unter der Eigentherapie folgende Beschwerden auftreten, suchen Sie unmittelbar persönliche ärztliche Hilfe auf:

- unerklärlicher Gewichtsverlust
- länger anhaltende Durchfälle oder blutige, schleimige Durchfälle
- neu aufgetretene Schmerzen, die auf Schmerzmittel unzureichend ansprechen und nach kurzer Zeit wiederkommen (Bauchschmerzen, Gliederschmerzen, Knochenschmerzen etc.)
- nächtliches Schwitzen
- Schwellungen der Lymphknoten (Achseln, Leisten, Hals, Nacken)
- Hautveränderungen (Rötungen, Schwellungen, bläuliche Veränderungen)
- ungewöhnliche Blutungen aus Körperöffnungen (Nase, Mund, vaginal oder rektal)
- zunehmender Appetitverlust
- allgemein: eine zunehmende Verschlechterung des Allgemeinzustands

In diesem Fall wenden Sie sich bitte umgehend an Ihren Hausarzt oder eine medizinische Einrichtung, die der Sache auf den Grund gehen kann! Es wäre unverantwortlich, unter diesen Umständen nur den Eisenmangel zu behandeln!

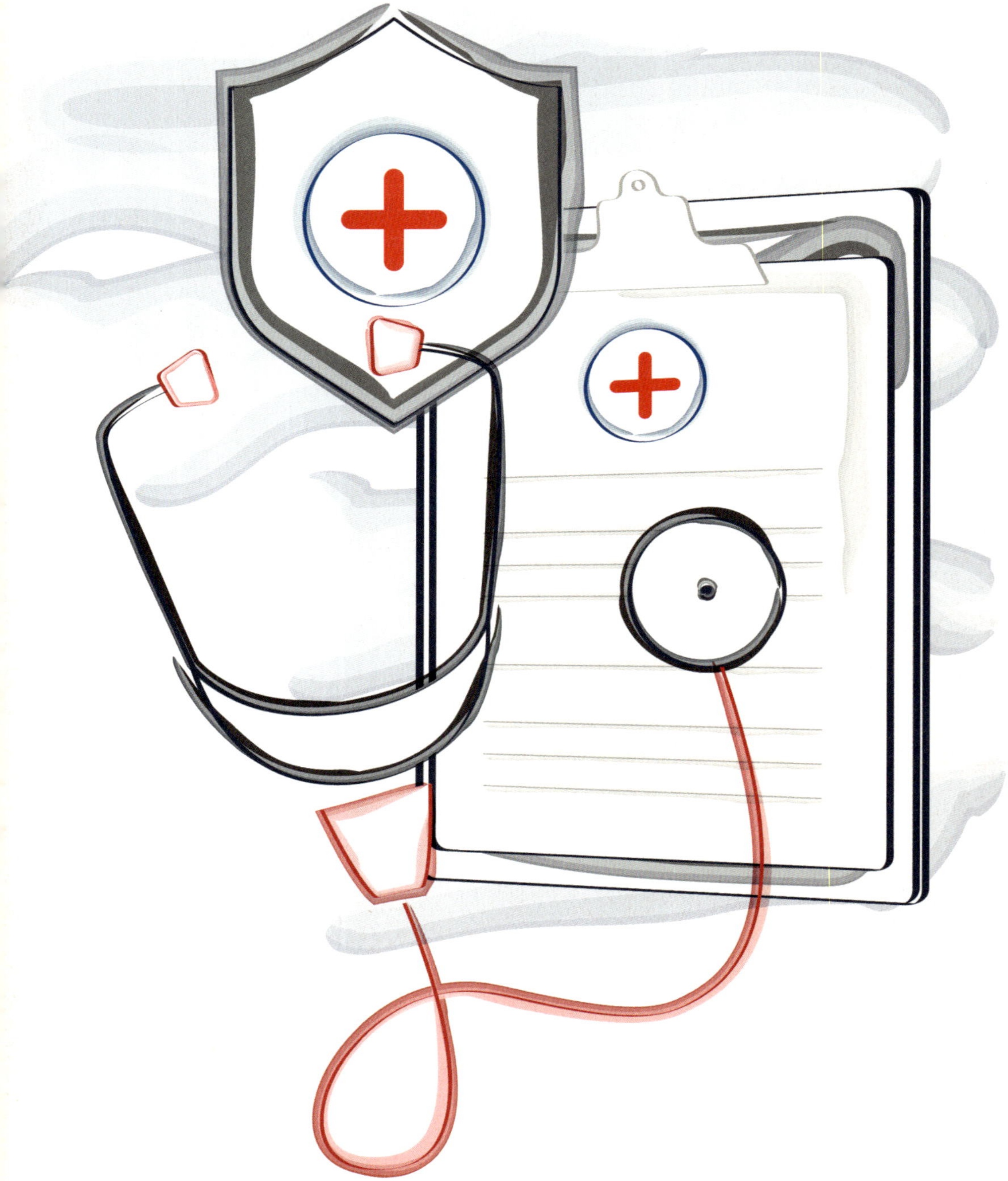

Nach der Therapie ist vor der Therapie

Nicht auf halber Strecke aufgeben! Eine erfolgreiche Eisenmangeltherapie endet nicht mit der ersten Behandlung. Erfahren Sie, wie Sie Ihren Fortschritt messen, wann Kontrollen sinnvoll sind und was zu tun ist, wenn die erhoffte Besserung ausbleibt.

Die ersten Kontrollen nach Therapiebeginn

Einer der häufigsten Fehler bei der Therapie eines Eisenmangels ist es, auf die Kontrolle zu verzichten oder diese zu vergessen.

Im Idealfall fühlen Sie sich nach zwei Wochen Eigentherapie schon besser, da passiert es natürlich leicht, dass man die Kontrolle nicht mehr für notwendig hält und diese schlichtweg vergisst. Unter Umständen treten später dann aber doch wieder Beschwerden auf und die Abklärung fängt von vorne an. Jetzt kann keiner feststellen, wo Sie nach der letzten Therapie standen, wie schnell Sie wie viel Eisen verloren haben etc. Aber all das sind wichtige Informationen, die Ihnen und Ihrem Arzt für das weitere Vorgehen nicht zur Verfügung stehen, wenn Sie auf die Kontrolle verzichtet haben.

Mir ist klar, dass es ziemlich aufwendig sein kann, die Kontrolle mit dem Arzt und dem Labor zu organisieren, daher ist es mir ein Anliegen, Ihnen den Selbsttest anzubieten. Damit ist Ihr Aufwand möglichst gering!

Kontrolle nach oraler Therapie

Im Rahmen einer oralen Therapie ist bereits nach zwei Wochen eine Erfolgskontrolle sinnvoll. Wenn ein Eisenmangel bei der Erythropoese (Blutbildungsprozess) im Knochenmark vorliegt, dauert es 10–14 Tage, bis ein Hämoglobinanstieg im Blut gemessen werden kann. So lange dauert es also, bis sich das zugeführte Eisen in einer Verbesserung des Blutbilds niederschlägt, wenn es denn tatsächlich aufgenommen wurde. Da die orale Eisentherapie die Speicher langsam und kontinuierlich auffüllt, kommt es anfangs meist zu keinem wesentlichen Ferritinanstieg, solange noch Eisen für die Blutbildung fehlt. Ich erkläre das noch genauer im Abschnitt »Veränderungen der Laborwerte« (Seite 91).

Da die Tabletteneinnahme bei den meisten bekanntlich nicht nur Glücksgefühle auslöst, möchte man möglichst bald wissen, ob die Einnahme denn auch hilft. Wenn kein Hämoglobin- oder Ferritinanstieg messbar ist, ergibt es wenig Sinn, unverändert mit der Therapie weiterzumachen. Die Dosierung, die Eisenformulierung, die Einnahmemodalität, die Helferlein – irgendein Parameter sollte angepasst werden.

Sollte Ihnen eine zweiwöchige Eigentherapiephase ohne Störfaktoren gelungen sein, kontrollieren Sie die Werte nach zwei, spätestens nach vier Wochen, um das Ansprechen zu überprüfen und keine Zeit zu verlieren!

Kontrolle nach Infusionstherapie

Bei der Infusionstherapie sieht das Ganze etwas anders aus. Hierbei werden deutlich höhere Mengen an Eisen über eine Vene in kurzer Zeit direkt ins Blut verabreicht. Dieses Eisen ist jedoch nicht frei, sondern in komplexen chemischen Strukturen gebunden, was für die gute Verträglichkeit besonders wichtig ist. Diese Eisen-Komplexe werden zuerst von Zellen des Immunsystems phagozytiert (gefressen) und in speziellen Geweben im Körper langsam freigesetzt, an Transferrin gebunden und schließlich in Form von Ferritin zur weiteren Verwendung zwischengespeichert.

Dieser Ablauf führt dazu, dass die Laborwerte für Eisen in den ersten zwei bis vier Wochen nach einer Infusion total durcheinander sind. Besonders der Ferritinwert ist in dieser Zeit viel zu hoch. Wer dann noch Eigenrecherche im Internet betreibt, glaubt vielleicht, sein letztes Stündlein habe geschlagen, denn sehr hohe Ferritinwerte finden sich auch im Zusammenhang mit Tumoren! Je nach Dosierung der Eiseninfusion ist es allerdings frühestens nach vier Wochen sinnvoll, die Laborwerte zu kontrollieren.

Leider kommt es immer wieder vor, dass Patienten vor lauter Neugier oder weil ein anderer Arzt zufällig auch eine Laboruntersuchung angeordnet hat, schon früher eine Kontrolle machen und dann sehr beunruhigt sind, weil ihr Ferritinwert weit über der Norm liegt. Schade um den unnötigen Test und die vermeidbare Verunsicherung. Schließlich müssen wir auch an die Kosten für das Gesundheitssystem oder für uns selbst denken. Sparen wir uns also lieber unnötige Untersuchungen! Je nach verabreichter Eisenmenge sollten sich die Laborwerte vier bis acht Wochen nach einer Infusion wieder eingependelt haben.

Also bitte keine voreiligen Laboruntersuchungen nach Eiseninfusionen. Geben Sie Ihrem Körper die erforderliche Zeit, das Eisen richtig zu verstoffwechseln, erst dann erhalten Sie brauchbare Werte!

Welche Parameter sind entscheidend?

Zur Beurteilung des Eisenstatus sind im Wesentlichen ein komplettes Blutbild, eine Kontrolle des Ferritin- und des CRP-Werts notwendig. Das Blutbild gibt einen ersten Eindruck von der Eisenversorgung der Erythropoese im Knochenmark. Blut wird im Inneren unserer Knochen gebildet, dafür braucht es unter anderem Eisen. Fehlt es, wird weniger Hämoglobin, der rote Blutfarbstoff, gebildet. Ohne Eisen wäre das Blut nicht rot, daher sind Menschen mit weniger Eisen ja auch tatsächlich blasser.

Ferritin, nicht Eisen ist der beste Marker für den Zustand unseres Eisenspeichers. Unter den Ärzten sollte das mittlerweile bekannt sein, aber viele Patienten orientieren sich in ihrem Blutbefund nachvollziehbarerweise am Parameter Eisen, wenn sie wissen möchten, ob sie genug oder zu wenig davon haben.

Allerdings ist »Eisen« das Serumeisen, das im Moment der Blutabnahme gerade im

»flüssigen Anteil« des Blutes zu finden ist. Dieser Wert ist äußerst variabel, da er vielen Einflüssen unterworfen ist. Wenn Sie ihn dreimal am Tag bestimmen, werden Sie drei sehr unterschiedliche Werte bekommen. Für belastbare Aussagen über den Eisenstatus ist er also alles andere als brauchbar!

Eisen wird bestimmt, wenn man es bei der Untersuchung sinnloserweise extra anfordert oder wenn die Transferrinsättigung (= Eisen/Transferrin) angefordert wird. Dann wird Serumeisen für die Berechnung mitbestimmt und auch im Befund ausgewiesen. Dieser Wert sollte aber nicht zur Beurteilung der Eisenversorgung herangezogen werden!

Ferritin hingegen ist eine Speicherform des Eisens im Körper, die weit weniger Schwankungen unterworfen ist und ebenfalls leicht zu bestimmen ist. Daher ist Ferritin im medizinischen Alltag auch der Parameter zur Beurteilung der Eisenversorgung.

Entzündungen verfälschen die Werte!

Eines sollten Sie jedoch wissen: Auch Ferritin kann täuschen, und zwar dann, wenn entzündliche Prozesse im Körper im Gang sind. Da reicht schon ein leichter Infekt. Aus diesem Grund sollte zusätzlich auch immer der CRP-Wert (C-reaktives Protein) bestimmt werden. Ist dieses Protein erhöht, ist eine Entzündung im Gange und die Ferritinwerte sind »falsch« hoch. Man könnte die Werte also so lesen, dass die Eisenversorgung besser ist, als sie tatsächlich ist. Meines Wissens gibt es keine Formel, um wie viel man den Ferritinwert bei diesem und jenem CRP-Wert korrigieren müsste. Ich bin jedoch immer wieder überrascht, wie stark ein nur leicht erhöhter CRP-Wert das Ferritin in die Höhe schießen lässt. Primär sollte man bei erhöhtem CRP die Ursache behandeln, also beispielsweise den Infekt auskurieren, und dann nochmals messen. Ist der CRP-Wert dauerhaft erhöht, kann auch eine bis dato noch nicht erkannte chronische Erkrankung dahinterstecken. Klären Sie das bitte mit Ihrem Hausarzt ab!

Manchmal lässt sich keine Ursache für erhöhtes CRP finden, dann muss man es bei der Interpretation des Eisens berücksichtigen und am besten noch andere Eisenmarker bestimmen, die eine Einschätzung der Eisenversorgung auch bei erhöhtem CRP ermöglichen. Die Abhandlung all dieser Parameter und deren Interpretation würde hier jedoch zu weit führen. Wenden Sie sich in diesem Falle an einen Eisenspezialisten, der Ihnen hilft, dieses spezielle Problem zu lösen!

Weitere Störfaktoren

Auch die Leberwerte (GOT, GPT, GGT) sind Begleitparameter, die zumindest einmal mitbestimmt werden sollten, um eine eventuelle Leberzellschädigung zu erkennen. Da in der Leber besonders viel Ferritin gespeichert ist, wird bei einer Schädigung neben den oben genannten Leberenzymen auch viel Ferritin in den Blutkreislauf freigesetzt und der Wert kann wiederum falsch hoch sein. Sind die Leberwerte erhöht, muss man daher auch das Ferritin mit Vorsicht interpretieren. Noch dazu führt die Leberentzündung zu einem Hepcidin-Anstieg und somit zu einer verminderten Eisenverfügbarkeit. Also ein trügerisches Bild, da trotz hohen Ferritins ein funktionaler Eisenmangel möglich ist! Das kommt nicht so selten vor, wie man meinen möchte. Eine Leberverfettung mit leichter chronischer Entzündung ist eines der häufigsten Lifestyle-bedingten Phänomene unserer Zeit!

Da wir gerade beim Ferritin sind, möchte ich gerne die Grenzwerte dieses Parameters erläutern, bietet dieser Laborwert doch sehr viel Stoff für Gespräche zwischen Patienten und Ärzten.

Je nachdem, welches Labor Sie für die Blutabnahme in Anspruch genommen haben, erhalten Sie einen Befund mit sehr unterschiedlichen Normwerten sowohl für die Ferritin-Unter- als auch für die Obergrenze: Eine Untergrenze zwischen 15 und 40 ng/ml beziehungsweise eine Obergrenze zwischen 150 und 400 ng/ml werden als Normwerte ausgewiesen. Also eine ganz schöne Bandbreite! Wir Eisenärzte haben mit diesen Grenzwerten unsere liebe Mühe. Weder die Untergrenze tut uns einen großen Gefallen noch die Obergrenze, speziell wenn sie mit 150 ng/ml angegeben wird.

Wie kommt es zu Grenzwerten?

Um Grenzwerte zu ermitteln, wird eine subjektiv gesunde Gruppe von Menschen stichprobenartig kontrolliert. Dann werden ein arithmetisches Mittel und anhand einer Gauß'schen-Verteilungskurve ein Bereich unter dieser Kurve berechnet, in dem 95 % aller Werte liegen. Alle, die außerhalb dieser 95 %-Glocke liegen, sind im Labor sozusagen auffällig und bekommen ein rotes Sternchen im Befund!

Sehr überraschende Antworten erhält man, wenn man beim Testhersteller nachliest, wie dieser bei der Ermittlung der Grenzwerte vorgegangen ist!

Für die Festlegung der Grenzwerte des Ferritintests, den die meisten Labore in Österreich verwenden, wurden lediglich Messungen an 104 Frauen und 120 Männern herangezogen. Generell ist dies eine viel zu kleine Gruppe, um daraus eine signifikante Aussage treffen zu können. Die kleine Gruppe der Frauen wurde noch dazu überwiegend von menstruierenden Frauen gebildet, einer Gruppe also, die überdurchschnittlich häufig unter Eisenmangel leidet! Aufgrund der überhaupt nicht repräsentativen Frauengruppe wurden viel zu niedrige »Normalwerte« für Frauen gemessen und als Referenzwerte im Labor etabliert.

Kein Wunder also, dass sich die dabei ermittelten Referenzwerte auch deutlich von denen der Männer unterscheiden: 15–150 ng/ml bei Frauen, 30–400 ng/ml bei Männern.

Man weiß, dass sich die Ferritinwerte postmenopausaler Frauen denen von Männern angleichen. Es ist also nicht prinzipiell so, dass Frauen niedrigere Ferritinwerte haben als Männer. Die Referenzwerte bei ihnen niedriger anzusetzen, nur weil sie aufgrund der Menstruation in einem Lebensabschnitt meist niedrige Werte bis hin zum Mangel haben, ist also mehr als fragwürdig.

Das bringt zwei große Probleme mit sich: Zum einen wird viel zu vielen Frauen mit angeblich »normalen Werten« eine Therapie vorenthalten. Zum anderen müssen wir Ärzte sehr viel erklären, wenn wir uns mit unseren Therapien außerhalb der Labor-Referenzwerte bewegen!

Es gibt beim Ferritin eigentlich keine evidenzbasierten Referenzwerte, schon gar nicht für bestimmte Gruppen! Als erfahrener Eisenspezialist kann man dennoch einschätzen, wer aufgrund von Symptomen und Laborkonstellation sehr wahrscheinlich von mehr Eisen profitiert, auch dann, wenn er oder sie mit allen Werten im »grünen Be-

Wichtige Parameter

Folgende Parameter sollten Sie nach der Eigentherapiephase bestimmen

- rotes und weißes Blutbild
- Ferritinwert
- CRP-Wert

Ideal wäre zusätzlich folgende Parameter

- Vitamin B_{12}
- Folsäure
- Vitamin D (25-OH)
- GOT, GPT, GGT

reich« liegt. Je länger die »Eisengeschichte« ist, die der Patient schon mitbringt, desto leichter tun wir uns, ein individuelles Behandlungskonzept zu erstellen.

Es ist ein generelles Phänomen unserer Medizin, dass Patienten, aber auch viele Ärzte Laborbefunde nur nach roten Markierungen interpretieren. Generell stelle ich immer wieder fest, dass Laborbefunde eine ganz besondere Stellung in der Wahrnehmung der meisten Patienten genießen. Wenn sie etwas rot leuchten sehen, glauben die meisten, ihr letztes Stündlein habe geschlagen. Und wenn es nur ein zu niedriger Blutzuckerwert ist, der einfach dadurch zustande gekommen ist, dass die Probe einen längeren Transport hinter sich hatte, bevor die Analyse durchgeführt werden konnte. Dadurch wurde der in der Probe befindliche Zucker von den Zellen weiter verstoffwechselt und somit abgebaut. In der Probe kann natürlich keine Gegenregulation zur Unterzuckerung über die Hormon-Leber-Achse mehr stattfinden, denn die haben Sie ja hoffentlich nicht mit der Probe abgegeben! So kommt ein zu niedriger Blutzuckerwert in der Probe zustande. Natürlich kann das der Patient nicht wissen und macht sich Sorgen – verständlich!

Denken Sie an die Aussage meines Lehrers, die ich auf Seite 28 zitiert habe: »Wer misst, misst Mist!« Ein Laborwert ist ein Wert, der bei der nächsten Messung wieder ganz anders aussehen kann, speziell wenn die sogenannte »Präanalytik«, also quasi die Spielregeln für richtiges Verhalten vor der Probenanalyse, nicht eingehalten wurde. Zur falschen Tageszeit, nicht nüchtern, zu lange den Arm gestaut und viele andere Fehlerquellen sind da möglich. Auch der fristgerechte und korrekte Transport spielt eine wesentliche Rolle.

Wenn Sie sich nicht selbst das nötige Wissen angeeignet haben, besprechen Sie Ihren Laborbefund immer mit einem Arzt Ihres Vertrauens und ziehen Sie keinesfalls voreilige Schlüsse daraus! Wenn Sie es nicht erwarten können und den Befund schon mal vorab ohne Beisein eines Sachkundigen anschauen, »auf rote Sternchen durchsuchen«, besteht die Gefahr, dass Sie sich unnötig Sorgen machen und einige Tage schlecht schlafen!

Die Labormedizin ist aus der heutigen Zeit nicht mehr wegzudenken! Ohne sie würden wir in vielen Bereichen im Dunklen tappen und könnten Krankheiten oft erst in einem sehr viel späteren Stadium diagnostizieren. Eine Laborinterpretation ohne einen Arzt, der auch den Patienten hinter dem Befund kennt und im Stande ist, Werte kritisch zu hinterfragen oder diese gegebenenfalls zu kontrollieren, kann jedoch äußerst irreführend sein und sogar notwendige Behandlungen verzögern!

So können Sie Ihren Erfolg messen

In diesem Kapitel erfahren Sie, wie Sie Erfolg unter anderem anhand von Laborwerten, Ihrem Wohlbefinden und digitalen Fitnessdaten messen können.

Veränderungen der Laborwerte

Zwei bis vier Wochen nach einer konsequenten oralen Therapie sollten erste Verbesserungen im Labor zu sehen sein. Erwarten Sie sich noch nicht zu viel, bei den meisten sind es kleine Verbesserungen. Diese sollten jedoch erkennbar sein, ansonsten ist es notwendig, die Therapie anzupassen!

Nach dieser ersten kurzen Therapiephase schaue ich zuerst auf den Ferritinwert und anschließend auf den Hämoglobin(Hb)-Wert. Berücksichtigt werden muss hierbei der CRP-Wert, da dieser angibt, wie aussagekräftig der Ferritinwert ist.

Wenn man dem Körper Eisen zuführt, gelangt es zunächst in den Eisenspeicher Ferritin. War dieser vorher eher leer, füllt sich der Speicher idealerweise langsam und der Ferritinwert steigt an. Ist dies im Labor nicht oder nur sehr gering zu erkennen, schaue ich im zweiten Blick auf den Hb-Wert. Hämoglobin hat einen Referenzbereich für Frauen zwischen 12 und 16 mg/dl und für Männern zwischen 13 und 18 mg/dl.

Angenommen, Sie sind eine Frau und vor der Therapie lag Ihr Wert bei 12 mg/dl, dann waren Sie laut Labor im Referenzbereich und hatten kein rotes Sternchen an diesem Wert! Das heißt aber noch lange nicht, dass dies auch Ihr persönlicher Zielwert ist!

Was meine ich damit? Vielleicht läge Ihr Wert eigentlich bei 14 mg/dl, aufgrund eines Eisenmangels läuft die Bildung des Hämoglobins im Knochenmark aus Mangel an verfügbarem Eisen allerdings schon länger nicht mehr optimal. Das wenige noch vorhandene Eisen wird also lieber an anderer Stelle verwendet. Für die Interpretation Ihrer Laborkontrolle heißt das Folgendes: Aufgrund des fehlenden Ferritinanstieges würde man denken, die Therapie habe versagt. Beim zweiten Blick auf den Hb-Wert kann sich aber durchaus eine deutliche Verbesserung zeigen. Ist dieser Wert zwischenzeitlich von 12 auf 14 mg/dl gestiegen, wäre das ein Hinweis für eine deutliche Verbesserung, auch wenn das Ferritin noch unverändert ist.

Dies ist einer der häufigsten Interpretationsfehler, die ich erlebe. Man darf Änderungen des Eisenstatus niemals nur am Ferritin festmachen, da es quasi ein »kommunizierendes Gefäß« mit dem Blutbild (Hb) ist – sofern auch ausreichend Cofaktoren, vor allem Vitamin B_{12} und Folsäure, vorhanden sind.

Bei jedem wird das zugeführte Eisen unterschiedlich schnell in den Ferritin-Speicher und von dort ins Knochenmark zur Hämoglobin-Bildung transportiert. Dies hängt unter anderem auch von der Versorgung mit Vitaminen und Spurenelementen (Folsäure, Vitamin B_{12}, Kupfer, Vitamin A) ab. Aber solange dem Körper Eisen für die Blutbildung im Knochenmark fehlt, wird er neues Eisen nach Möglichkeit auch dorthin verschieben. Daher können wir das bei der Interpretation des Labors in einem Hb-Anstieg erkennen. Das Ferritin bleibt in diesem Fall hingegen erst einmal niedrig.

An diesem Beispiel wird wieder deutlich, wie wichtig die Anamnese (Patientengeschichte) ist: Wenn ich bei einer Patientin zusätzlich ältere Befunde zur Verfügung habe und sie vorher beispielsweise einen Hb-Wert von 14,5 mg/dl bei einem Ferritinwert von 90 mg/dl hatte, nun aber einen Hb-Wert von lediglich 12,3 mg/dl bei einem Ferritinwert von 30 mg/dl hat, erwarte ich nach zwei Wochen oraler Therapie primär gar keinen Ferritinanstieg, da ich weiß, das der momentane Hb-Wert, obwohl er im »Normalbereich« liegt, nicht der normale Wert, der Zielwert für meine Patientin, ist! Ich erwarte, dass die Eisenzufuhr der ersten zwei Wochen vor allem zu einem Anstieg des Hb-Werts in Richtung 14,5 mg/dl führt. Erst danach erwarte ich auch einen Anstieg des Ferritin-Spiegels. Ist beides nicht der Fall, muss die Behandlungsstrategie geändert werden!

Im Abschnitt »Wie oft muss man eine Eiseninfusion durchführen?« (Seite 57) können Sie nochmals in einem anderen Zusammenhang lesen, warum die Kenntnis des Ziel-Hb-Werts der Patienten so wichtig ist.

Es gibt noch andere Parameter, die Einblicke in Veränderungen des Eisenstatus gewähren, aber dies würde zu weit führen. Mir ist nur wichtig, dass Sie den Zusammenhang zwischen Eisenzufuhr und Messbarkeit im Speicher sowie im Blutbild verstanden haben. Sie müssen also nicht enttäuscht oder besorgt sein, wenn Ihr Ferritinwert vorerst nicht oder kaum ansteigt, Hauptsache, der Hb-Wert steigt!

Wie hoch soll Ferritin nun eigentlich sein?

Eine gute Frage! Aber bis dato gibt es darauf keine eindeutige Antwort. Und schon gar keine, die für jeden gilt.

Ich habe an früherer Stelle in diesem Buch schon geschrieben, welche Faktoren zur Bildung von Referenzwerten in Laborbefunden führen. Das ist aber nicht die ganze Problematik. Auch die medizinische Fachwelt ist sich bisher alles andere als einig darüber, wo ein guter Ferritinwert zu liegen hat! In den letzten Jahrzehnten gab es dazu eher wellenartige Meinungsbewegungen.

Zunächst maß man dem Ferritinwert keinerlei Bedeutung zu, solange der Hb-Wert im Referenzbereich lag. Dann etablierte sich Ferritin doch als Marker für die Beurteilung des Eisenstatus, wenngleich sehr niedrige Werte als ausreichend empfunden wurden. Wohl auch, weil es kaum gute Therapien gab. Verfügbar waren damals nur Tabletten mit schlechten Verträglichkeit und oft unzureichender Wirkung, daneben gab es Infusionen, deren Nebenwirkungen man fürchten musste. Verständlich, dass man Patienten, denen es nicht gänzlich übel ging, lieber erklärte, vom Eisen könnten die Beschwerden bei 15 ng/ml Ferritin nicht kommen. Schließlich lägen sie ja im Referenzbereich des Labors. Kein rotes Sternchen also.

Daneben gab es aber auch immer wieder Ärzte, die bemerkten, dass es Patienten mit höheren Ferritinwerten doch besser ging und sich so manche Diagnose als Fehleinschätzung erwies, nachdem die Werte dieser Patienten über den empfohlenen Referenzwert therapiert wurden und die Beschwerden verschwanden, die Beschwerden also doch vom Eisen kamen!

Derzeit kommen Experten zu dem Schluss, dass die Frage nach dem richtigen Ferritinwert wahrscheinlich eine sehr individuelle Sache ist, die auch nicht in allen Lebensabschnitten oder Situationen gleich zu beantworten ist.

Hier kommt wieder die Patientengeschichte, die medizinische Anamnese, ins Spiel. Nach einiger Zeit der Zusammenarbeit findet man mit seinen Patienten heraus, bei welchen Blut- und Ferritinwerten es ihnen gut geht. Das ist dann der anzustrebende Werte für diesen Patienten. Der kann bei 60 ng/ml aber auch bei 200 ng/ml liegen, das ist eben individuell!

Subjektives Empfinden

Wie ich schon in einem der vorherigen Kapitel geschrieben habe, ist die Klinik, also das subjektive Empfinden des Patienten, immer noch das Maß der Dinge. Ausnahmen sind nur Menschen mit begleitenden Grunderkrankungen, bei denen neueste Studien ergeben haben, dass ein hochnormaler Eisenwert, also z. B. Ferritin 300 ng/ml, Vorteile bringt. Dies betrifft vor allem chronisch-entzündliche Erkrankungen, bei denen die Eisenverteilung gestört ist. Hier ist es sinnvoll, auf einen bestimmten Ziel-Ferritinwert hin zu therapieren, auch wenn sich diese Patienten mit den momentanen Werten eigentlich gut fühlen bzw. keine Eisenmangelsymptome aufweisen.

Gewichten Sie trotz aller Laborbefunde Ihr persönliches Empfinden nicht zu gering! Unabhängig von den Laborergebnissen dürfen Sie sich auch auf Ihr Gefühl verlassen. Fühlen Sie sich nach zwei bis vier Wochen Eigentherapie fitter? Schlafen Sie besser? Ist das Kribbeln in den Beinen verschwunden? Bekommen Sie beim Sport besser Luft und halten Sie länger durch? All das und noch vieles mehr (Faktenbox, Seite 94) sind wichtige Hinweise für den Erfolg Ihres angeleiteten Therapieversuches!

Damit Ihr Gefühl für Sie besser greifbar wird, gibt es auf der Website die Möglichkeit, Ihre Symptome und deren Veränderung in eine numerische Rating-Skala einzutragen. So kommen Sie von einem bloßen Gefühl zu einem messbaren Wert. So können Sie beispielsweise feststellen, dass Ihre Kopfschmerzen deutlich seltener oder weniger stark geworden sind. Diese Entwicklung ist ja keine Kleinigkeit, fällt aber schnell unter den Tisch, wenn man nicht gezielt reevaluiert!

Faktenbox Therapieerfolg erkennen

- Hämoglobinanstieg (Hb) und/oder Ferritinanstieg bei normalem CRP
- Symptomreduktion (weniger Müdigkeit, weniger Haarausfall etc.)
- Reduktion der Ruhe- bzw. Belastungsherzfrequenz bei gleicher Leistung
- schnellere körperliche und geistige Regeneration
- Verbesserung der Herzratenvariabilität (HrV)
- Verbesserung der Schlafqualität
- Stabilisierung der Psyche (Gelassenheit, Stimmung)

Es ist menschlich, sich eher auf die Dinge zu konzentrieren, die sich nicht verbessern, als sich darüber zu freuen, dass ein Teil der Symptome bereits besser oder weniger geworden ist. Sie dürfen aber auch nicht erwarten, dass nach zwei Wochen Eigentherapie alle Beschwerden, die sich über Monate oder Jahre angesammelt haben, plötzlich weg sind!

Feedback aus dem Umfeld

Klingt anfangs etwas eigenartig, hat sich aber beispielsweise in Bezug auf das Symptom »Gereiztheit« doch sehr bewährt. Wenn Sie vor Beginn der Therapie öfter gehört haben: »Warum regst du dich denn so auf?«, »Du kannst auch normal mit mir reden« etc., dann fragen Sie doch mal Ihr Umfeld, ob es Änderungen an Ihnen wahrnehmen kann. Sind Sie »verträglicher« geworden? Bringt Sie nicht mehr jede Kleinigkeit zum Explodieren? Oder haben Sie vielleicht selbst gemerkt, dass es doch nicht immer am fehlenden Schokoriegel lag, wenn Sie mal wieder nicht Sie selbst waren und stattdessen gereizt und genervt reagiert haben?

Es kann auch sein, dass Ihrer Laufpartnerin aufgefallen ist, dass Sie wieder »gesprächiger« sind, oder dass Ihr Partner anmerkt, dass Sie nachts weniger unruhig sind und weniger mit den Beinen zappeln. Fällt Ihrer Friseurin vielleicht eine Verbesserung Ihrer Haarstruktur auf? Haben Sie seit längerem wieder mal ein Kompliment für Ihre gute Arbeit bekommen oder freuen sich Ihre Bekannten, dass Sie endlich mal wieder zu einem Treffen gekommen sind, nachdem Sie zuletzt mehrmals abgesagt hatten?

Medizin ist nicht immer so trocken und technisch, wie es scheint. Manchmal ist sie auch ganz nah am täglichen Leben!

Fitnesstracker

Gehören Sie auch zu den Menschen, die sich mittels Smartwatch ständig überwachen? Nutzen Sie diese Daten oder schenken Sie sie nur dem Konzern, der Ihnen den Tracker verkauft hat? Wenn auch Sie solch einen Tracker haben, ist jetzt die Chance, auch damit den Erfolg Ihrer Eigentherapie zu überwachen!

Folgende Veränderungen lassen sich recht einfach damit feststellen:

- niedrigerer Ruhepuls
- Erhöhung der Herzratenvariabilität (HRV)
- bessere Schlafqualität
- weniger lange Phasen mit hohem Stress
- niedrigerer Trainingspuls bei gleicher Belastung
- bessere Sauerstoffsättigung

Ob Veränderungen messbar sind, hängt natürlich in erster Linie von der Qualität des Messgerätes ab, wird aber auch von der Schwere Ihres Eisenmangels beeinflusst. Wenn Sie schon eine Anämie hatten und diese innerhalb der Beobachtungsdauer reduziert oder ausgeglichen wurde, dann können sich die oben genannten Parameter durchaus relevant verbessern. Bei einem leichten Speichereisenmangel wird man eventuell nur minimale Veränderungen messen können. Das Gleiche gilt natürlich, wenn Sie mit einer Pulsuhr Sport machen. Auch hier kann es sein, dass Sie bei ähnlichen Bedingungen bei der gleichen Geschwindigkeit einen niedrigeren Durchschnittspuls haben. All das sind wichtige Zusatzinformationen über den Erfolg Ihrer Eisentherapie!

Leistungsdaten

Wer seinen Eisenstatus vor allem zur Leistungssteigerung beim Sport kontrollieren und verbessern möchte, kann dies natürlich auch mittels eines Leistungstests am Ende der Eigentherapie überprüfen. Um dabei merkliche Verbesserungen zu erzielen, sollten Sie jedoch nach zweiwöchiger, erfolgreicher Eigentherapie mindestens nochmals zwei Wochen anhängen; vorausgesetzt, die Kontrollwerte nach zwei Wochen sprechen nicht dagegen.

Wie schon oben erwähnt, können Sie dann schauen, ob sich Ihre Pulswerte bei gleicher Belastung verbessert haben oder ob Sie generell eine höhere Leistung erbringen können. Wenn Sie nicht gerade anämisch waren, dürfen Sie keine zu großen Sprünge erwarten. Wer ernsthaft trainiert, weiß, wie mühsam es sein kann, durch mehr Training auch nur kleine Verbesserungen zu erzielen. Gerade gut trainierte Hobbysportler stagnieren nach Jahren des Trainings irgendwann und wissen nicht mehr, was sie noch tun sollen, um die ein oder andere Minute im Marathon herauszuholen. Auf legale Weise versteht sich! Da kann das Auffüllen eines leeren Eisenspeichers in kurzer Zeit schon einiges bewirken!

Viele echte Hobbysportlerinnen berichten mir nach erfolgreicher Eisentherapie, dass sie vor allem einfach wieder Lust haben zu trainieren und sie währenddessen keine Qual mehr verspüren, ganz ohne sonst irgendetwas zu messen!

Was tun bei fehlender Besserung?

Bleibt der Erfolg aus, könnte eine Therapieanpassung notwendig sein. In diesem Kapitel erfahren Sie, wie Sie die Behandlung ändern, den richtigen Arzt wählen und Co-Faktoren berücksichtigen.

Sie haben die zwei- bis vierwöchige Eigentherapiephase abgeschlossen und können trotz Objektivierung Ihres Gefühls keine Verbesserung der Symptomatik erkennen? Auch im Labor sehen Sie keine wesentlichen Verbesserungen, weder beim Ferritin noch beim Hämoglobin (Hb)? Dann ist es Zeit, einen Arzt aufzusuchen! Den sollten Sie auch dann aufsuchen, wenn sich Ihre Eisenwerte zwar verbessert haben, Sie sich aber keineswegs besser fühlen.

Ergänzend möchte ich Ihnen meine persönlichen Ratschläge für eine Therapieänderung mitgeben, vielleicht müssen Sie ja sowieso noch etwas Zeit bis zum Termin beim Arzt Ihrer Wahl überbrücken.

Änderung der Therapie

Ganz klar: Hilft's nix, bringt's nix. Es ergibt keinen Sinn, dieselbe orale Eisentherapie weiterzuführen, wenn die Ergebnisse nicht besser werden. Wenn Sie nicht bereit für eine Infusion sind oder Ihnen Ihr Arzt vorerst nicht dazu rät, sollten Sie unbedingt eine Änderung der Eisensubstitution vornehmen. Wenn Sie bisher ein Eisensalz, z. B. Eisenbisglycinat, eingenommen haben, versuchen Sie jetzt ein Präparat mit pflanzlichem Ferritin, sucrosomales Eisen oder ein Häm-Eisen-Präparat. Oder sogar eine Kombination aus mehreren Eisenverbindungen, auch das gibt es. Womöglich können Sie das besser aufnehmen!

Ergänzen oder intensivieren Sie den Einsatz der »Helferlein«, der Stoffe, die die Eisenaufnahme im Darm erleichtern. Immer mehr Präparate kombinieren Eisen mit solchen Stoffen in Kapseln und sind so besonders komfortabel. Vitamin C wird oftmals mit Eisen kombiniert, aber auch das können Sie zusätzlich in höherer Dosis ergänzen. Zum Beispiel als Soda-Zitron, als aufgelöstes Pulver-Getränk oder in Kapselform. Weitere Möglichkeiten wären Lactoferrin, B-Vitamine, Vitamin D_3 oder Kupfer.

Sollten Sie noch etwas Geduld und Ihr Arzt nichts dagegen haben, ist es meiner Meinung nach durchaus sinnvoll, einen Therapiewechsel zu versuchen. Vor allem, wenn Sie ohnehin zum Warten gezwungen sind und der Sache nochmals zwei bis vier Wochen Zeit geben können.

Eine Infusionstherapie empfehle ich immer dann, wenn spätestens nach acht Wochen oraler Therapie mit Präparatwechsel, Ernährungsumstellung etc. keine nennenswerten Verbesserungen eintreten. Wenn nichts dagegen spricht, vereinbaren Sie dann einen Termin in einem Eisenzentrum, in dem auch Eiseninfusionen angeboten werden. Immerhin können Sie nun schon den Beginn Ihrer »Eisengeschichte« zum Termin mitbringen und wenn darauf aufgebaut wird, kommen Sie schneller zu Ihrem Wunschergebnis, nämlich zu einer Besserung Ihrer Symptome und zu einem gut gefüllten, aber nicht übervollen Eisenspeicher.

Gegen eine Infusion sprechen:

- akute Infektionen (bakteriell, viral)
- akuter Schub einer chronischen Darmentzündung, Arthritis oder einer anderen Autoimmunerkrankung
- 1. Trimenon einer Schwangerschaft
- Überempfindlichkeit gegen den Wirkstoff oder einen Bestandteil des Medikaments
- bekannte schwere Überempfindlichkeit gegen eines der verfügbaren Eiseninfusionspräparate
- Anhaltspunkte für eine Eisenüberladung
- nicht eisenbedingte Anämie
- Hinweis: Tumorerkrankungen sind keine absolute Kontraindikation. Im Gegenteil, viele Tumorpatienten leiden an Eisenmangel. Besprechen Sie eine Eiseninfusion in jedem Fall aber mit Ihrem behandelnden Onkologen.

Kriterien für die Arztwahl

Wenn Sie nach zwei bis acht Wochen Eigentherapie keine Besserung erfahren haben oder aus sonst irgendeinem Grund kein gutes Gefühl mehr haben, alleine weiterzumachen, wenden Sie sich bitte an einen Arzt Ihres Vertrauens. Haben Sie keinen, der sich dem Thema Eisenmangel intensiv widmet, helfen Ihnen die folgenden Tipps, den richtigen zu finden.

Ein Arzt, der einen Eisenmangel nur zusätzlich behandelt, wenn ein rotes Sternchen im Labor aufscheint, und sich sonst nicht mit Eisenwerten beschäftigt, wird Ihnen eisentechnisch wahrscheinlich keinen neuen Input geben können. Vor allem nicht, wenn die Zeit für die Patienten knapp kalkuliert ist und auf Ihren bisherigen Versuch, den Eisenstatus zu verbessern, aus Zeitgründen nicht eingegangen werden kann.

Suchen Sie sich also jemanden in Ihrer Nähe, der das Thema auf seiner Website proaktiv anbietet oder bei dem Sie von Leuten aus dem Umfeld wissen, dass er sich explizit mit Eisen beschäftigt. Zudem sollte es möglich sein, einen Termin mit ausreichend Zeit zu buchen. Wenigstens 20–30 Minuten müssen auf jeden Fall eingeplant werden. Auch wenn Sie Ihre gut aufbereitete eigenen »Eisengeschichte« mitbringen und Sie sich schon viel Wissen angeeignet haben, braucht es einige Zeit, Ihren aktuellen Status zu erfassen, vor allem wenn der Arzt Sie bisher noch nie behandelt hat.

Natürlich wäre es äußerst hilfreich, wenn der Arzt auch Eiseninfusionen anböte oder Sie, sollten Sie gemeinsam zu dem Schluss kommen, zumindest ohne weiteren Besprechungstermin an einen weiteren Spezialisten überweisen könnte, der Infusionen anbietet.

Ein Arzt, der Eiseninfusionen kategorisch ablehnt, wäre aus meiner Sicht kein geeigneter Ansprechpartner für Sie. Meine Erfahrung zeigt, dass manche Patienten ohne Infusion nie aus ihrem Eisenmangel herauskommen.

Wenn Sie bei der Terminbuchung nicht nach bisherigen Befunden gefragt beziehungsweise nicht gebeten werden, diese mitzubringen, ist das ebenfalls kein Qualitätskriterium für eine gute Eisentherapie. Ihren Vorher-nachher-Befund sollten Sie auf jeden Fall mitbringen und gemeinsam durchgehen.

Empfiehlt man Ihnen nach der Besprechung eine Infusionstherapie, müssen Sie unbedingt über möglich Risiken und Nebenwirkungen aufgeklärt werden. Wird dies völlig verabsäumt oder werden Ihre Nachfragen komplett abgetan, wäre das für mich ein Hinweis, dass der Arzt kaum Erfahrung mit der Therapie hat, sich mit Nebenwirkungen bisher nicht auseinandergesetzt hat und diese im Ernstfall auch nicht rechtzeitig erkennen und Sie nicht professionell behandeln könnte.

Hingegen wäre es ebenso eigenartig, wenn man Ihnen aufgrund möglicher Gefahren generell von einer Eiseninfusion abriete, auch wenn die Indikation in Ihrem Fall eindeutig gegeben wäre. Damit würde man das »Kosten-Nutzen-Risiko« einer solchen Therapie völlig falsch einschätzen und müsste auch bei anderen Medikamentengruppen wie beispielsweise Antibiotika oder Schmerzmitteln aufgrund der zu befürchtenden Nebenwirkungen viel zurückhaltender agieren.

Sollten Sie keinen Arzt finden, der Ihr Vertrauen gewinnt, können Sie auch einen Onlinetermin bei uns vereinbaren oder wir helfen Ihnen bei der Vermittlung an einen Arzt in Ihrer Nähe.

Wichtige Co-Faktoren

Wie schon an früherer Stelle beschrieben, ist es ein Phänomen unserer heutigen Zeit, dass viele Menschen zwar keinen Hunger leiden müssen, sie aber dennoch von einem »versteckten Hunger« betroffen sind. Viele Menschen leiden an einer Unterversorgung oder einem Mangel an wichtigen Vitaminen und Mikronährstoffen. Dies verursacht zwar kein Hungergefühl, sorgt aber für andere Symptome. Einige davon stehen in unmittelbarem Zusammenhang mit dem Eisenstoffwechsel und können daher neben einem Eisenmangel auch mitverantwortlich sein, wenn etwas im Blut- und Eisenhaushalt nicht passt. Deshalb ist es wichtig, diese Co-Faktoren bei der Eisentherapie mit zu behandeln, im Besonderen, wenn sich bei alleiniger Eisentherapie nicht die erhofften Erfolge einstellen.

Vitamin B_{12}

Damit wird eine Gruppe ähnlicher Molekülverbindungen bezeichnet, deren gemeinsames Merkmal ein zentrales Kobaltatom ist. In Präparaten wird meist Hydroxy- oder Cyanocobalamin verwendet. Vitamin B_{12} ist neben Eisen mein Lieblingstherapeutikum, da man schon mit einer einzigen Spritze »Wunder« bewirken kann. Ich freue mich immer schon auf den Kontrolltermin von Patienten, die typische Beschwerden hatten und deren B_{12}-Spiegel auffällig war. Selten ist es so leicht, jemanden als Fan zu gewinnen.

Schwere Mangelzustände kommen hauptsächlich bei Erkrankungen des Magens oder Dünndarms vor. Für eine gute Resorption werden nämlich ausreichend Magensäure, Pepsin und der sogenannte Intrinsic-Faktor benötigt. Dieser wird normalerweise in speziellen Zellen der Magenschleimhaut gebildet. Ein Mangel an diesen Substanzen, Entzündungen der Magen- oder Dünndarmschleimhaut, von der Vitamin B_{12} schließlich aufgenommen wird, oder Zustände nach Magenoperationen verhindern eine ausreichende Resorption und führen zu teils schweren Mängeln!

Vitamin B_{12} gehört für mich zu jeder Eisentherapie dazu, auch wenn die Laborwerte gut sind. Wer schlechte Eisenwerte hat und nur Eisen substituiert, hat nachher garantiert einen niedrigen B_{12}-Spiegel und profitiert von der Eisenzufuhr, wenn überhaupt, nur mittelmäßig. Viele Ärzte sehen das nicht so und infundieren ihren Patienten oft große Mengen an Eisen, ohne B_{12} dazuzugeben. Oftmals werden die Werte im Rahmen einer Eisenbehandlung auch gar nicht gemessen, dabei kann man B_{12} mit Begründung – und die liegt bei Eisenmangelsymptomen vor – sogar Kosten der Krankenkasse bestimmen.

Und auch wenn die Werte, die im Labor gemessen werden, nicht unbedingt aussagen, ob ein B_{12}-Mangel vorliegt, geben sie zumindest einen ungefähren Anhaltspunkt. Um konkretere Aussagen treffen zu können, sollte die Methylmalonsäure im Harn gemessen werden. Ist sie erhöht, können Methylierungsprozesse nur unzureichend ablaufen und das spricht für einen B_{12}-Mangel. Diese Prozesse sind auch für den Abbau von Homocystein wichtig, einem Risikofaktor für die Gefäße und bei der Bildung von Nervenbotenstoffen. Die Nerven selbst brauchen B_{12} für die Synthese der Nervenscheiden, daher kann ein Mangel zu Nervenerkrankungen führen.

Da man B_{12} kaum überdosieren kann, sollte man es zu jeder Eisentherapie dazugeben. Wichtig ist an dieser Stelle aber der Hinweis, dass nicht jeder die Gabe, insbesondere als Injektion, gut verträgt und ab und an Hautunreinheiten (leichte Akne) auftreten können. Angeblich ist das dann ein Zeichen für einen Biotin-Mangel. Reagieren Sie also mit Hautproblemen, sollten Sie keine weiteren hohen Dosen zuführen, sondern zunächst für einige Wochen Biotin supplementieren und dann wieder mit kleineren Dosen B_{12} beginnen.

Außerdem ist Vitamin B_{12} an der Bildung der roten Blutkörperchen beteiligt und sorgt für den Einbau von Eisen in die Erythrozyten. Zu wenig Vitamin B_{12} führt zur sogenannten megaloblastären Anämie, einer speziellen Form der Blutarmut, bei der die roten Blutkörperchen sehr groß werden.

Außerdem aktiviert Vitamin B_{12} Folsäure, sodass sie überhaupt erst wirken kann, und ist somit ein essenzieller Cofaktor bei der Energieproduktion in den Zellen. Daraus erklärt sich auch, dass sich die Symptome eines Vitamin B_{12}- und Eisenmangels so sehr ähneln und die beiden nicht getrennt voneinander betrachtet und behandelt werden sollten.

Aber auch hier ein kurzer Exkurs in die Laborwerte: Kaum jemand stört sich daran, wenn die Werte für Vitamin B_{12} ganz im unteren Referenzbereich liegen, obwohl locker 50 % dieser Patienten eine Verbesserung im Wohlbefinden erfahren, wenn die Speicher aufgefüllt werden. Liegen die Werte aber auch nur leicht über der »Norm«, dann wird sofort gegoogelt und das erste Suchergebnis ist Krebs! Fast jeder meiner Eisen-Patienten hat nach erfolgter Behandlung laut Labor zu hohe Vitamin-B_{12}-Werte und genau das möchte ich auch. Ich möchte sichergehen, dass die wichtigsten Co-Faktoren ausreichend vorhanden sind. Die empfohlene Tagesmenge für Vitamin B_{12} liegt bei 3 mg täglich, aber selbst Dosen von 10 mg und mehr pro Tag führen Berichten zufolge zu keinen toxischen Reaktionen bei Gesunden. Die größte Gefahr bei Vitamin B_{12} ist, dass Sie zu wenig davon haben bzw. bekommen!

Folsäure

Folsäure oder auch Vitamin B_9 ist der zweite ganz wichtige Mitspieler im Zusammenhang mit Eisensubstitution. Folsäure muss im Körper in die bioaktive Form, Tetrahydrofolat, umgewandelt werden. Nicht jeder ist genetisch dazu gut in der Lage. Daher gibt es einige Menschen, die auf eine Zufuhr der bereits aktivierten Form (Tetrahydrofolat bzw. 5-Methyltetrahydrofolat) angewiesen sind. Zudem wird Tetrahydrofolat nur in geringen Mengen in der Leber gespeichert, sodass nur wenige Wochen einer Folsäureunterversorgung ausreichen, um einen Mangel auszulösen.

Die meisten kennen Folsäure im Zusammenhange mit einer Schwangerschaft. Jeder weiß, dass ein Mangel zu Fehlbildungen führen kann, konkret zu Fehlbildungen des Zentralnervensystems, umgangssprachlich bekannt als Kinder mit offenem Rücken, da sich bei ihnen das sogenannte »Neuralrohr« aufgrund des Folsäuremangels nicht vollständig geschlossen hat.

Auch die Folsäure liefert mit ihren Methylgruppen einen wichtigen Beitrag zu Methylierungsprozessen im Körper. Dabei wandelt sie Homocystein in Methionin um, schützt so die Gefäße und steuert über DNA-Methylierungen epigenetische Veränderungen. Sie vermittelt also quasi zwischen Lebensstil und Nutzung der vorhandenen Erbsubstanz!

Ganz besonders wichtig ist Folsäure überall dort, wo viel Zellteilung stattfindet, also Wachstum bzw. Regeneration. Da sie für die Produktion von DNA, Erbsubstanz, notwendig ist, kann ohne sie keine Zellteilung stattfinden. Das betrifft natürlich auch die Nachbildung der roten Blutkörperchen! Die Symptome eines Folsäuremangels unterscheiden sich wenig von denen des Eisen- sowie des Vitamin-B_{12}-Mangels. Sie ahnen es schon, in meinen Augen gehört Folsäure immer mitbehandelt, wenn ein Eisen- oder B_{12}-Mangel vorliegt. Auch hier ist die therapeutische Breite hoch, bis zu 1 g täglich gilt als langfristig sicher.

Ähnlich wie bei VitaminB_{12} hängt der Gehalt in Lebensmitteln eng mit der Zubereitung und Lagerung zusammen. Zu hohe Temperaturen, direkte Lichteinwirkung oder Zubereitung in (heißem) Wasser reduziert den Gehalt in Lebensmitteln deutlich. Leider passieren hier viele Fehler, sodass viele Menschen zu wenig Folsäure mit der Nahrung aufnehmen. Niedrige Werte entstehen auch aufgrund der Einnahme einiger sehr weit verbreiteter Medikamente; hierzu gehören Schmerzmittel, Magenschoner und Kontrazeptiva.

Vitamin C

Wie Sie schon gelesen haben, ist Vitamin C, auch Ascorbinsäure genannt, ein wichtiger Helfer bei der Aufnahme von Eisen über die Darmschleimhaut. Es ist in der Lage, dreiwertiges auf zweiwertiges Eisen zu reduzieren, und ermöglicht erst dadurch den Transport durch die Zellmembran mit einem »divalenten Metallionentransporter-1«. Für die Aufnahme von dreiwertigem Eisen aus dem Darm bedarf es zweier Strukturen, die in der Darmzellenwand sitzen: Es sind das »Duodenale Cytochrom B« und der »divalente Metallionentransporter-1«, die im Akkord zusammenarbeiten. Das Duodenale Cytochrom B holt sich aus dem Zellinneren Vitamin C, um das dreiwertige Eisen aus dem Darm auf zweiwertiges zu reduzieren, und gibt es direkt an den danebenliegenden »divalenten Metallionentransporter-1« weiter, der es in dieser Form durch die Zellmembranen schleusen kann. So gelangt das Eisen in die Darmzelle. Derselbe Prozess läuft an der anderen Seite der Darmzelle erneut ab, wenn das Eisen in die Blutbahn abgegeben werden soll. In Anwesenheit großer Mengen Vitamin C wird die Eisenresorption auf das Drei- bis Vierfache erhöht.

Des Weiteren hemmt Vitamin C die Bildung von Eisen-Phytat (enthalten in Getreide) und Gerbstoff-Komplexen (enthalten in vielen Tees), die eine Eisenresorption unmöglich machen. Es ist aber auch sonst überall im Körper ein wichtiger Regenerator antioxidativer Enzymsysteme. Dadurch reduziert

Vitamin C gibt ein Elektron an das Eisen ab und ermöglicht so dessen Aufnahme in die Zelle über den divalenten Metallionentransporter-1 (DMT1).

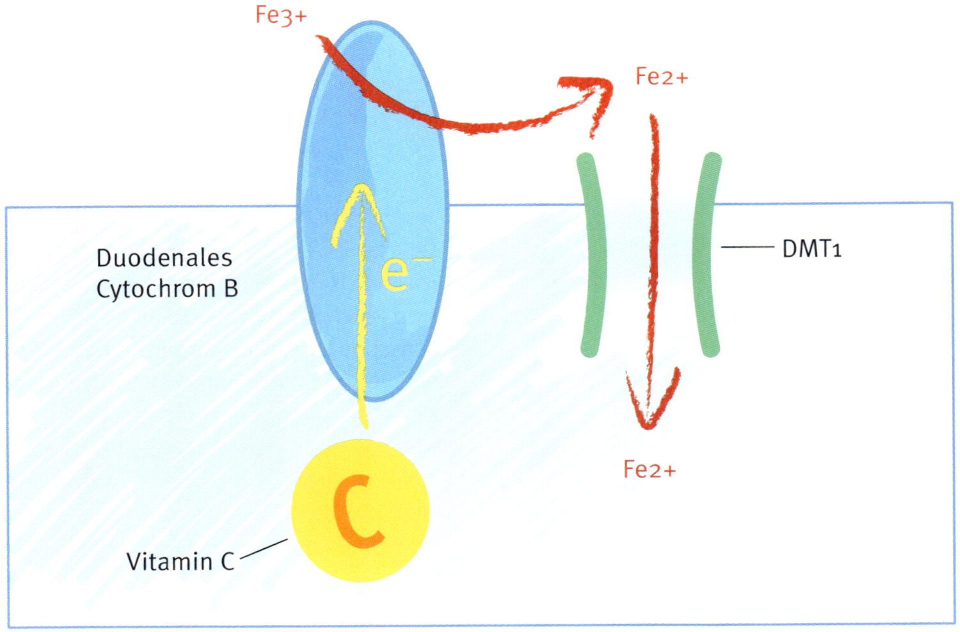

es Entzündungen und verbessert so den Eisenstoffwechsel. Über eine Stimulation der Leberenzyme zur Blutentgiftung befreit es den Körper von Umweltgiften und Schwermetallen, die mit Eisen teilweise um Bindungsstellen konkurrieren und die Funktion behindern.

Regelmäßiger Verzehr von frischem Obst und Gemüse stellt eigentlich eine ausreichende Basisversorgung sicher, jedoch kann ein ungesunder, gestresster Lebensstil den Vitamin-C-Bedarf enorm erhöhen und eine Supplementierung erforderlich machen. Dann sind Dosen von 200 bis sogar 3000 mg täglich als Ergänzung sinnvoll.

Vitamin B_6

Dieses Vitamin, auch Pyridoxin genannt, wird im Körper mittels Zink und Vitamin B_2 in die aktive Form Pyridoxal-5-Phosphat umgewandelt. Es wirkt als Coenzym bei sehr vielen metabolischen Abläufen im Körper. So hilft es auch bei der Bildung von Hämoglobin und beim Sauerstofftransport in den roten Blutkörperchen.

B_6 ist zwar in vielen Lebensmitteln enthalten, wird aber nicht in großen Mengen im Körper gespeichert. Ein ungesunder Lebensstil, Verdauungsstörungen oder Wachstumsphasen erfordern daher eine höhere Zufuhr.

Kupfer

Dieses Spurenelement hilft dabei, Eisen im Darm zu resorbieren, es aber auch aus den Speichern zu mobilisieren. Im Knochenmark ist es für die Bildung von roten und weißen Blutkörperchen erforderlich. Ein Kupfermangel führt zu einer Verminderung der Aktivität von Caeruloplasmin. Dies hilft, Eisen im Körper mobil zu halten. Dabei verändert es den Ladungszustand von Eisen durch Oxidation von 2+ zu 3+. Nur so kann das Eisen aus den Speichern mobilisiert und an Transferrin gebunden werden. Fehlt Kupfer, kann anderswo benötigtes Eisen viel schlechter mobilisiert werden, was zum Beispiel den Transport zum Ort der Erythropoese (Bildung roter Blutkörperchen) deutlich erschwert und eine hypochrome Anämie (Blutarmut mit blassen Zellen) zur Folge haben kann.

Kurzum: Kupfer ist ähnlich wie Vitamin C notwendig, um die Ladungszustände von Eisen kontrolliert ändern, damit es entweder gespeichert oder an einen anderen Ort transportiert werden kann.

Die empfohlene Tagesdosis liegt bei 1,5 mg.

Vitamin D_3

Dieses Vitamin ist zwar in aller Munde, die Werte sind bei den allermeisten dennoch viel zu niedrig! Dabei spielte es gerade für das Eisen eine wichtige, wenn auch nicht sehr bekannte Rolle.

Vorweg eine kurze Begriffsklärung, damit kein Durcheinander entsteht: In Vitamin-D-Präparaten ist für gewöhnlich Cholecalciferol enthalten. Dies ist eine Vorstufe der beiden im Körper wirksamen Hormone Calcidiol und Calcitriol. Wer also ein Vitamin-D-Präparat zu sich nimmt, nimmt Cholecalciferol. Das muss in der Leber erst in Calcidiol umgewandelt werden und ist der erste Wirkstoff des umgangssprachlichen »Vitamin D« im Körper. Diese Form des Vitamin D wird standardmäßig auch im Labor unter der Bezeichnung Vitamin D (25-OH) gemessen. Calcidiol wird dann im Körper nach Bedarf von den Nieren zu Calcitriol weiter verstoffwechselt. Dies ist ein sehr potentes Hormon, von dem definitiv nicht zu viel oder zu wenig vorhanden sein sollte! Will man Calcitriol bestimmen, muss man im Labor die Werte für Vitamin D_3 (1,25-OH) anfordern. Warnungen vor zu viel Vitamin D beziehen sich in erster Linie auf diese Form des »Vitamin D«.

Cholechalciferol hat eine wesentlich größere therapeutische Breite und auch die Referenzwerte des daraus im Körper entstehenden Calcidiols (Vitamin D (25-OH)) werden von Experten und internationalen Gesellschaften in einer großen Bandbreite diskutiert.

Sicherlich haben Sie schon von Vitamin-D-Hochdosistherapien gehört, bei denen Patienten unter ärztlicher Aufsicht täglich zigtausende Einheiten »Vitamin D« (Cholecalciferol!) verabreicht werden und die bei manchen Erkrankungen verblüffend positive Wirkungen erzielen. Daran sieht man, wie groß die therapeutische Breite dieser Form des Vitamin D ist. Mit Calcitriol wäre so etwas nicht möglich! Das würde den Calciumhaushalt so durcheinanderbringen, dass es den Patienten gar nicht gut ginge … Daher, selbst wenn Ihr Vitamin-D(25-OH)-Wert im Labor bei 100 ng/ml oder 250 mmol/l (Umrechnungsfaktor zwischen den Einheiten = 2,5) liegt, brauchen Sie sich nicht zu fürchten. Pausieren Sie die Zufuhr und lassen Sie sich ärztlich beraten, in welcher Dosierung Sie zukünftig Vitamin D substituieren sollen.

Vitamin D im Zusammenspiel mit Eisen
Vitamin D_3 senkt den Spiegel des Hepcidins im Körper, also jenes Botenstoffs, der bei Entzündungen oder hohen Eisenspiegeln in der Leber gebildet wird und der sämtlichen Zellen im Körper, die mit einem speziellen Eisentransportkanal – »Ferroportin« genannt – ausgestattet sind, signalisiert, diesen Kanal zu blockieren. Es sorgt für einen sogenannten »Eisenblock«. Die Folge: Eisen kann im Darm nicht mehr aus der Nahrung aufgenommen werden, es kann aber genauso wenig aus in Körperzellen vorhandenen Eisenspeichern mobilisiert werden. Das führt daher zu einem absoluten, aber auch funktionellen Eisenmangel.

Für die Umwandlung aus seinen Vorstufen in das aktive, wirksame Vitamin D_3 braucht es unter anderem Eisen und Vitamin C.

Jeder profitiert von einem guten Vitamin-D_3-Spiegel, aber gerade jene Personen, bei denen chronische subklinische Entzündungen wahrscheinlich sind (Adipositas, Diabetes, chronischer (psychischer) Stress, schlechter Lebensstil, Autoimmunerkrankungen etc.), profitieren doppelt. Vitamin D_3 (Calcidiol) verhindert überschießende Immunreaktionen und macht Eisen besser verfügbar. Was ein guter Spiegel bei Vitamin D (25-OH) ist, wird heiß diskutiert. Ich denke, wenn Ihre Werte zwischen 50 und 70 ng/ml liegen, liegen Sie im adäquaten Bereich.

Was sind nun die Gründe für die schlechte Vitamin-D_3-Versorgung? Nun, sicherlich liegt es in unseren Breiten einfach daran, dass wir über den Großteil des Jahres zu wenig Sonne abbekommen. Vielen ist nicht bekannt, dass im Winter – aber auch die meiste Zeit während der Übergangsjahreszeiten – die Sonne zu schwach ist, um in unserer Haut die Vitamin-D-Produktion in Gang zu setzten. In nennenswerten Mengen ist dies nur von Mai bis September möglich.

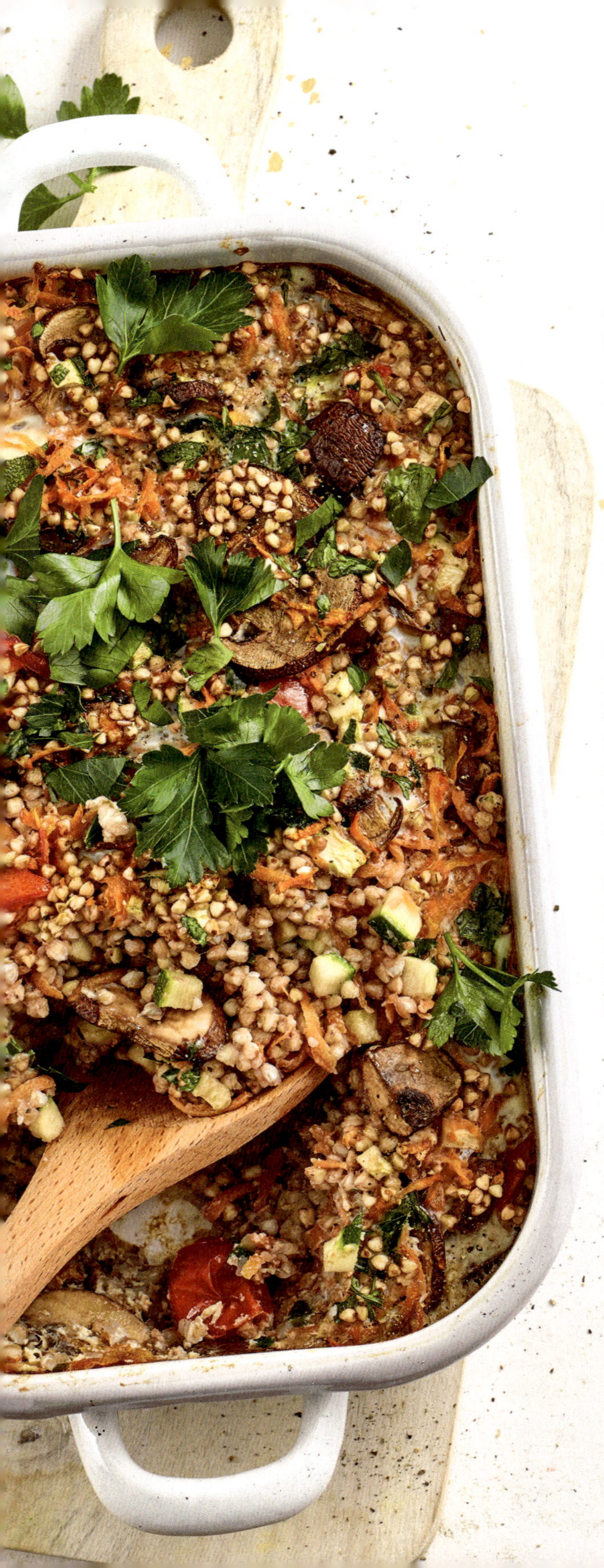

Buchweizenauflauf

4 Portionen
40 Min. + 20 Min. Backzeit

Salz • 300 g Buchweizen • 2 Karotten • 300 g Champignons • ½ Zucchini • 2 Tomaten • etwas frische Petersilie • 3 Eier • 3 EL Olivenöl • 250 ml Gemüsebrühe • Salz, Pfeffer

- 400 ml Salzwasser zum Kochen bringen. Buchweizen darin 5 Min. köcheln, dann 5 Min. quellen lassen.

- Inzwischen Karotten schälen und raspeln. Champignons in Scheiben schneiden. Zucchini und Tomaten fein würfeln. Petersilie grob hacken. Gemüse und Buchweizen mischen und in eine ofenfeste Form füllen. Backofen auf 200 °C (Umluft: 180 °C) vorheizen.

- Eier, Petersilie, Olivenöl und Gemüsebrühe verquirlen und mit Salz und wenig Pfeffer würzen. Die Mischung über den Auflauf gießen und diesen im Ofen in 20 Min. goldbraun backen. Warm servieren.

Demgegenüber steht die Warnung vor den schädlichen Auswirkungen von zu viel Sonnenexposition. Viele schmieren sich daher regelmäßig ein, bevor sie an die Sonne gehen. Ab einem Lichtschutzfaktor 10 werden nur noch ca. 10 %, ab SSF 30 wird fast gar kein Vitamin D mehr in der Haut produziert! Daher bessert sich der Vitamin-D3-Spiegel bei den meisten im Sommer auch kaum! Auch Patienten, die braungebrannt aus dem Urlaub zurückkommen, können katastrophale Vitamin-D_3-Werte haben, wenn sie sich dick mit SSF 30 einschmieren.

Ich bin kein Hautarzt und möchte hier sicherlich keinen Freibrief für den Sonnenbrand ausstellen. Dennoch denke ich, dass Sonne auch etwas Positives hat und wir sie durchaus auch in vernünftigem Ausmaß ungeschützt an unsere Haut lassen sollten. Meine Empfehlung daher: Tasten Sie sich im Frühjahr je nach Hauttyp langsam an eine natürliche Sonnenexposition heran und geben Sie so der Haut die Möglichkeit, selbst einen gewissen Schutz aufzubauen, damit es im Sommer möglich ist, dass Sie sich in der Badehose oder im Badeanzug wenige Minuten ungeschützt der Sonne aussetzen können, bevor Sie sich mit SSF eincremen, wenn Sie weiter an der Sonne bleiben möchten.

Jeder muss selbst wissen, welche Körperteile er gut schützen muss oder möchte, da sie an der Sommersonne sofort »verbrennen«. Bei mir ist das z. B. die Glatze. Aber im Gesicht, den Armen und Beinen weiß ich, wie lange ich die Sonne draufscheinen lassen kann, bevor es zu Rötungen kommt, und diesen Punkt überschreite ich auch nicht. Ich will keinen Sonnenbrand, ich spüre aber trotzdem, dass mir die Sonne guttut, und ich habe das Gefühl, dass Sie mir zwischendurch ohne SSF noch besser tut! Sehr unwissenschaftlich, ich weiß!

Wer der Sonne gar nicht traut oder wem aufgrund seines Hauttyps vom Hautarzt verboten wurde, ungeschützt in die Sonne zu gehen, dem bleiben immer noch Vitamin-D-Tropfen, -Kapseln und sonstige Unterstützer. Diese Mittelchen brauchen im Winter übrigens alle, egal, ob sie im Sommer sonnenbaden waren oder nicht. Die Halbwertszeit von Vitamin D_3 beträgt ca. 14 Tage, selbst bei guter Versorgung im September fallen die Spiegel daher ohne Substitution in den Monaten Oktober und November ganz schnell ab. Genau dann benötigen wir Vitamin D aber so dringend zur Unterstützung des Immunsystems.

Hier kommen wir zum Problem mit der empfohlenen Tagesdosierung, die immer noch bei 800 I. E. Vitamin D (Cholecalciferol) pro Tag liegt. Ich kenn niemanden, der damit einen guten Vitamin-D(25-OH)-Spiegel erreicht. Ich empfehle meinen Patienten abhängig von Statur und momentaner Versorgung, täglich 2000–8000 I. E. Cholecalciferol einzunehmen, und kontrolliere die Werte vier bis acht Wochen später. Es kommt äußerst selten vor, dass jemand damit über den Referenzbereich von 70 ng/ml bzw. 175 nmol/l hinausschießt. Dazu braucht es eben wieder eine Kontrolle, um die Dosis so anzupassen, dass Vitamin D (25-OH) gut eingestellt ist. Vitamin D (25-OH) messe ich bei Eisenkontrollen meistens mit, vor allem, wenn die Dosisfindung noch unklar ist.

Übrigens: In einer Studie konnte nachgewiesen werden, dass Schwangere mit niedrigen Vitamin-D- und Vitamin-A-Spiegeln häufiger unter Eisenmangel leiden. Zusammen führen diese Mängel zu mehr Schwangerschaftskomplikationen und zu einem erhöhten Risiko des Kindes, ADHS zu entwickeln.

Vitamin A

Vitamin A kommt in pflanzlichen Lebensmitteln in den Vorstufen Beta-Carotin oder anderen Carotinoiden vor. Auch hier ist es wieder so, dass nicht jeder Carotinoid gleich gut in Vitamin A umwandeln kann. In tierischen Nahrungsmitteln ist direkt Vitamin A, auch Retinol genannt, vorhanden.

Gemeinsam mit Vitamin D senkt Vitamin A die Hepcidin-Bildung in der Leber, indem es die Aktivität des sogenannten HAMP-Gens reguliert. Dadurch kann die »Eisenschleuse« Ferroportin ihre Arbeit machen und Eisen durch die Zellwände transportieren und so nach Bedarf im Körper verteilen oder im Falle der Darmzellen überhaupt erst aufnehmen.

Eine bekannte Funktion dieses Vitamins ist das Sehen bei Nacht. Ein Mangel bewirkt schlechteres Sehen in Dunkelheit, aber auch eine schnellere Ermüdbarkeit der Augen. Vitamin A spielt auch eine wichtige Rolle für die Immunabwehr der Schleimhäute und hilft somit, Atemwegsinfekt besser zu überstehen. Schließlich wirkt es zusammen mit Eisen am Aufbau neuer roter Blutkörperchen mit. Gemeinsam mit Vitamin A gelingt dies effektiver als mit Eisen allein.

Die empfohlene Tagesmenge Vitamin A liegt bei ca. 3000 I. E., in therapeutischer Absicht durchaus auch deutlich höher. Wählt man Beta-Carotin, gelten 2–6 mg/Tag für präventive Zwecke.

Jod

Der deutschsprachige Raum ist ein Jodmangelgebiet. Dies zeigte sich in früheren Jahren durch häufiges Auftreten von Schilddrüsenvergrößerungen (Kropf). Daher wurde mit Jod angereichertes Salz eingeführt. Dennoch sollte bei Symptomen einer Schilddrüsenunterfunktion, die sich mit Eisenmangelsymptomen vielfach überschneiden, auch an einen Jodmangel gedacht werden.

Eisenmangel kann die Jodaufnahme hemmen, auf der anderen Seite sollte bei Funktionsstörungen der Schilddrüse auch der Eisenstatus kontrolliert werden. Die Schilddrüse braucht zur Hormonproduktion neben Jod auch Eisen, Selen und Zink.

Pantothensäure

Sie ist wichtig für den Stoffwechsel von Kohlehydraten und Fetten und somit für die Energiegewinnung. Daneben wird sie für den Aufbau von Aminosäuren und auch komplexeren Proteinen, wie dem Hämoglobin, benötigt. Bei einer Unterversorgung, die allerdings selten vorkommt, kann es somit auch zu einer Anämie kommen. Nach radikalen Diäten, bariatrischen Operationen oder auch bei übermäßigem Alkoholkonsum ist jedoch ein Mangel möglich und sollte dann substituiert werden.

Darmreinigung

Ich habe in einem früheren Abschnitt beschrieben, wie es zu den Prozessen der Dyspepsie (Seite 80) (= Fehlverdauung) kommt und dabei sowohl Fäulnis- als auch Gärungsprozesse auftreten, die die Darmschleimhaut schädigen und damit die Nährstoffresorption deutlich verschlechtern. Wenn Ihr Körper trotz gesunder Ernährung und Nahrungsergänzungen zu wenig Vitamine und Spurenelemente aufnimmt, könnten Sie von einer Darmreinigung profitieren. Wenden Sie sich hierfür an einen Therapeuten, der sich mit diesem Thema beschäftigt, oder machen Sie beispielsweise eine »FX Mayr«-Kur in einem geeigneten Hotel.

Grünkohlsalat mit Tahindressing

2 Portionen
30 Min. + 20 Min. Ruhezeit

100 g Grünkohl • 1 Knoblauchzehe • 1 TL Zitronensaft • ½ TL geröstetes Sesamöl • 4 TL Olivenöl • ½ TL Ahornsirup • 1 Prise Salz • 1 kleine Karotte • ⅓ Rote Bete • 1 EL Kürbiskerne

Für das Dressing
1 EL Tahin • 3 TL Zitronensaft • Salz, Pfeffer

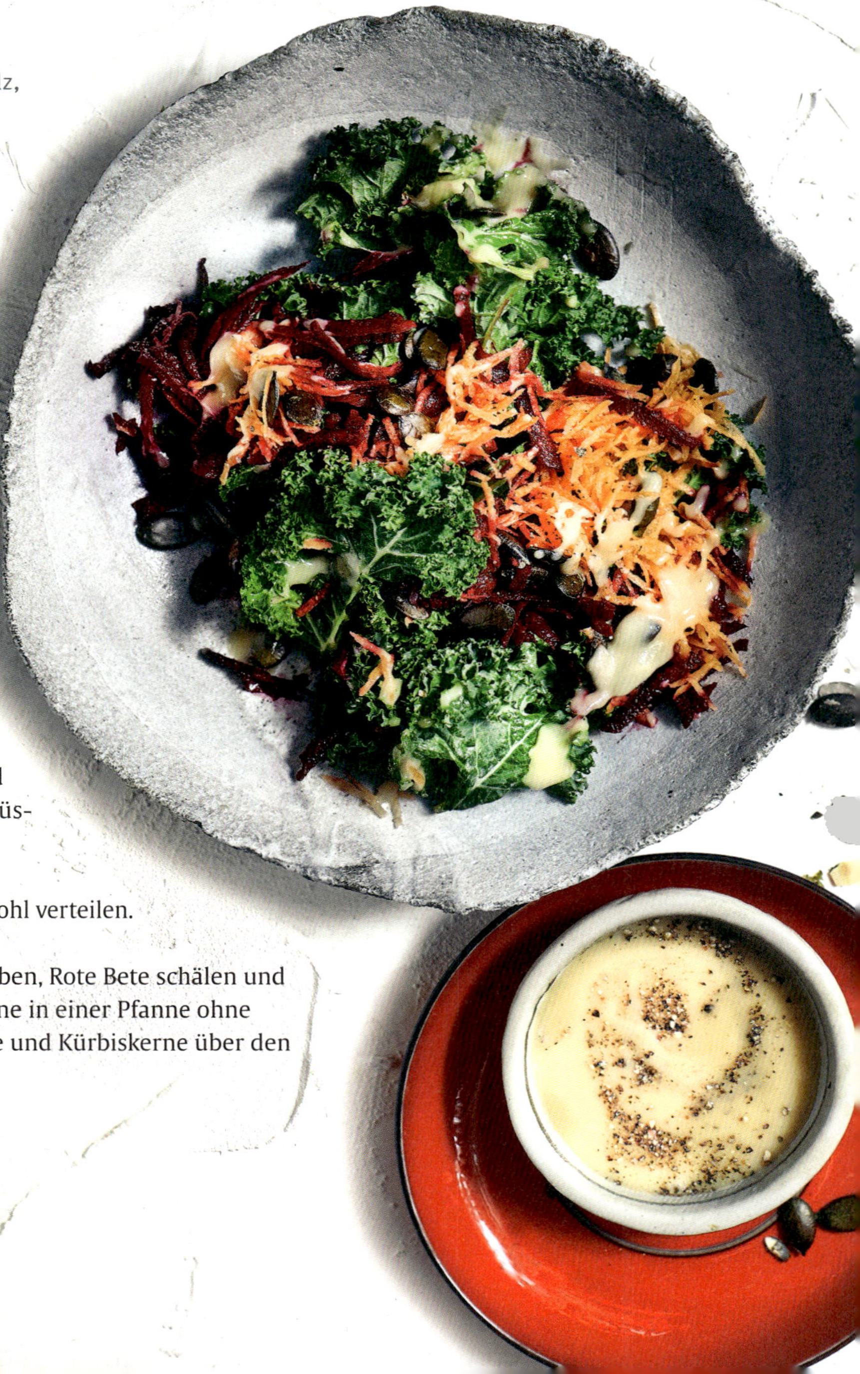

- Grünkohl waschen, die großen Stängel abschneiden und die Blätter in mundgerechte Stücke zupfen. Knoblauch schälen und durchpressen. Die Hälfte des Knoblauchs und den Grünkohl zusammen mit Zitronensaft, Öl, Ahornsirup und Salz in eine große Salatschüssel geben und darin wenden. Den Kohl mit den Händen 3–5 Min. aneinanderreiben, sodass die Blätter weich und »welk« werden.

- In der Zwischenzeit für das Dressing restlichen Knoblauch, Tahin, Zitronensaft, Öl, Salz und den Pfeffer in einer kleinen Schüssel gut vermischen.

- Das Dressing über dem Grünkohl verteilen.

- Karotte waschen und fein reiben, Rote Bete schälen und ebenfalls fein reiben. Kürbiskerne in einer Pfanne ohne Fett rösten. Geriebenes Gemüse und Kürbiskerne über den Salat streuen.

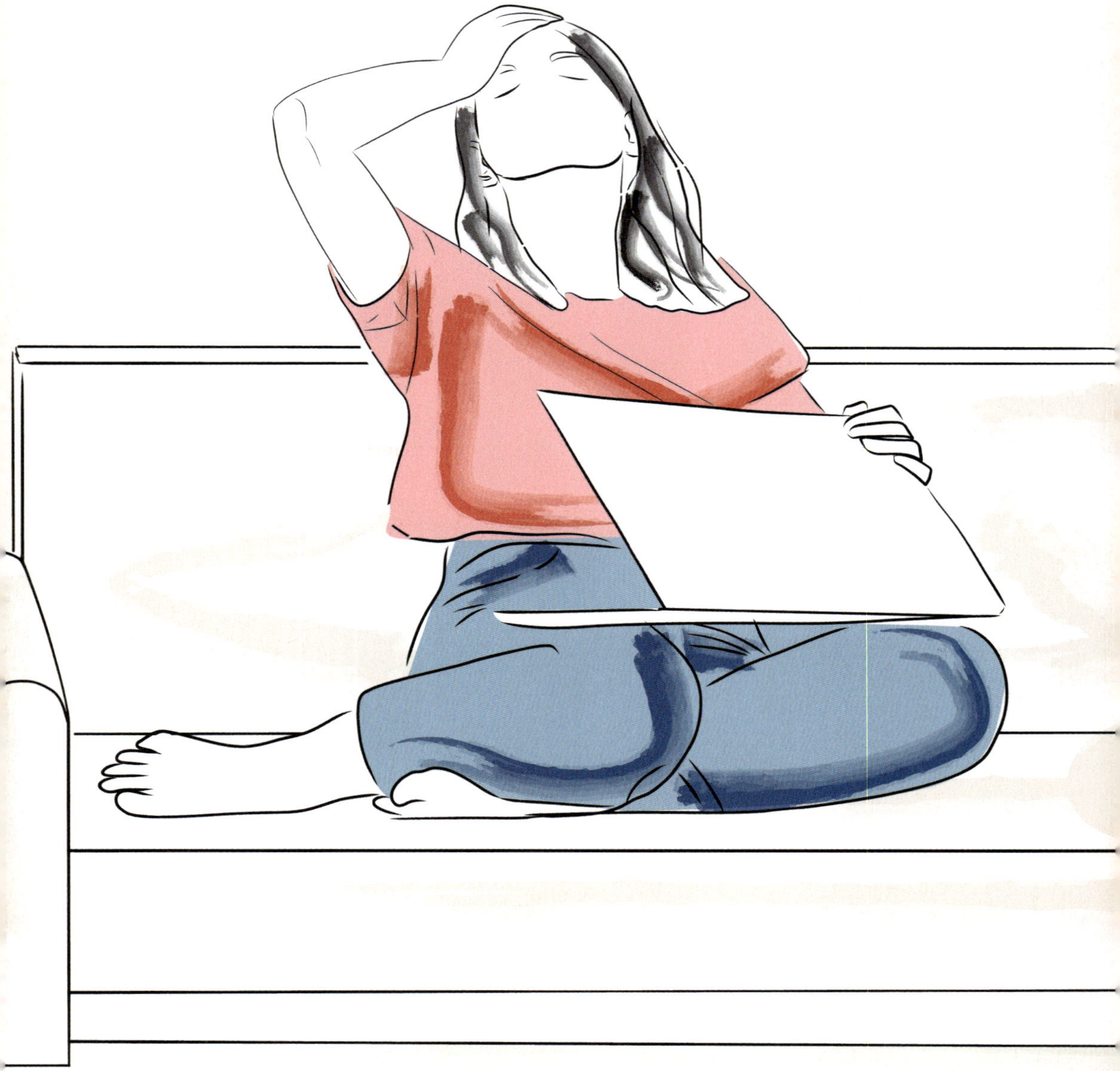

Wenn der Körper besonders viel Eisen benötigt

In bestimmten Lebensphasen und bei bestimmten Erkrankungen steigt der Eisenbedarf. Dieser Buchteil erklärt, wann Sie besonders auf Ihre Eisenversorgung achten müssen.

Krankheitsbilder mit besonderem Bedarf

Einige Krankheiten erfordern besonders viel Eisen. In diesem Kapitel erfahren Sie, welche Krankheitsbilder – von Herzinsuffizienz bis Depression – den Eisenbedarf erhöhen und wie Sie darauf reagieren können.

Herzinsuffizienz

Eisenmangel ist eine der häufigsten Begleiterkrankungen bei Herzinsuffizienz. Bis zu 50 % der Patienten sind davon betroffen. Die Ursache dafür liegt in Entzündungsprozessen, reduzierter Resorption und medikamentös verursachten Blutverlusten, da die Patienten Medikamente mit gerinnungshemmenden Eigenschaften einnehmen müssen.

Die bereits vorgeschädigten Herzmuskelzellen leiden bei Eisenmangel besonders unter der verminderten O_2-Utilisation (Sauerstoffausnutzung) und dem verminderten Energiestoffwechsel in den Mitochondrien, den »Kraftwerken« der Zelle. In den vergangenen Jahren konnten mehrere Studien zeigen, dass eine gute Eisenversorgung dieser Patienten zu deutlich mehr Lebensqualität und weniger Krankenhausaufnahmen führt. Kardiologische Gesellschaften empfehlen daher eine Auffüllung des Ferritins auf über 100 ng/ml. Ist dies mittels oraler Therapie nicht möglich, wird zur Infusionstherapie geraten.

Chronisch-entzündliche Darmerkrankungen

Auch Menschen mit CED (chronisch-entzündliche Darmerkrankung) sind überdurchschnittlich häufig von Eisenmangel und Eisenmangelanämie betroffen. Sie leiden einerseits durch erhöhten Blutverlust und verminderte Eisenresorption aufgrund der geschädigten Darmschleimhaut unter absolutem Eisenmangel, andererseits kommt es durch Entzündungsprozesse zusätzlich zu einem funktionellen Eisenmangel, der durch eine gesteigerte Hepcidin-Ausschüttung in der Leber bedingt ist. Hepcidin blockiert die Kanäle, über die Eisen normalerweise in die Zellen hinein-, aber auch wieder heraustransportiert wird. Der Körper kann also Eisen im Darm nicht resorbieren, es aber auch aus seinen Speichern nicht mobilisieren. Patienten mit CED sollten auf Werten über 100 ng/ml Ferritin gehalten werden. Dazu benötigt es insbesondere in Phasen mit erhöhter Krankheitsaktivität engmaschigere Kontrollen. Aufgrund der Nebenwirkungen auf den Darm und der schlechteren Resorptionsfähigkeit im Vergleich zu Gesunden sollten keine oralen Therapieversuche gestartet werden, somit stellt die Infusionstherapie die erste Wahl bei diesen Patienten dar.

Nierenerkrankungen

Menschen mit chronischer Niereninsuffizienz leiden an einer reduzierten Filtrationsleistung der Nieren und somit einer verminderten Ausscheidung »harnpflichtiger« Stoffe, die sich im Körper ansammeln und Organe schädigen. Dies führt zu einem erhöhten Risiko für Herz-Kreislauf-Erkrankungen. Gesunde Nieren bilden das Hormon Erythropoetin, das im Knochenmark die Blutbildung anregt. Geschädigte Nieren verlieren diese Fähigkeit zunehmend und so kommt es im fortgeschrittenen Stadium zu einer sogenannten »renalen Anämie«, also einer Blutarmut aufgrund reduzierter Nierenfunktion. Bei diesen Patienten gelten andere, niedrige Zielwerte für den Hämoglobinwert, ca 10–12 mg/dl Hb. Da es Daten gibt, die zeigen, dass diese Menschen von höheren Ferritinwerten als Gesunde profitieren und damit bessere Blutwerte und eine höhere Lebensqualität haben, gelten auch hier andere Zielwerte für das Ferritin. Sie liegen bei 400–600 ng/ml.

Osteoporose – Knochen ist auch »Eisensache«

Mittlerweile kennt fast jeder den Zusammenhang zwischen Vitamin D und Osteoporose. Wenige wissen darüber Bescheid, dass auch Eisen wichtig für die Knochenstabilität ist. Es ist nämlich als Co-Faktor an der Bildung von Kollagen, dem Hauptbestandteil des Bindegewebes, beteiligt und damit ein entscheidender Faktor für die Knochenqualität. Niedrigere Eisenspiegel sind mit einer verminderten Tätigkeit Knochen aufbauender Zellen, sogenannter »Osteoblasten«, vergesellschaftet. Diese verminderte Aktivität konnte in Studien durch die Gabe von Eisen normalisiert werden. Somit ist Eisen ein wichtiger Faktor für gesunde und starke Knochen.

Schilddrüsenerkrankungen

Die Schilddrüse benötigt neben Jod auch Eisen, Selen sowie weitere Vitamine und Spurenelemente, um die Schilddrüsenhormone bilden zu können. Eisenmangel führt zu einer geringeren Aktivität der Tyrosin-Peroxidase. Dies ist ein Enzym mit einer Häm-Gruppe (eisenhaltig), die Jod in Schilddrüsenhormone einbaut. Eisenmangel reduziert die Aktivität dieses Enzyms. Es ist also wenig sinnvoll, Jod zu substituieren, wenn gleichzeitig ein Eisenmangel besteht, da das Jod sowieso nicht adäquat aufgenommen werden kann.

Depressionen

Patienten mit depressiven Verstimmungen sollten unbedingt auf Eisenmangel untersucht werden, bevor Antidepressiva verschrieben werden. Für mich ist eine Depression bei Ferritin <100ng/ml nicht zu bestätigen. Eisen ist essenziell für die Bildung einer Reihe von Hormonen, die ganz wesentlich zur Stimmungslage beitragen. Darunter sind Dopamin, Serotonin und Adrenalin. Ein Ungleichgewicht dieser Hormone aufgrund einer schlechten Eisenversorgung muss daher ausgeschlossen werden.

Leider hat sich der Zusammenhang zwischen Eisenmangel und Depression noch nicht überall herumgesprochen und so kommt es nicht selten vor, dass unnötigerweise Antidepressiva, mit teils erheblichen Nebenwirkungen, verordnet werden, ohne vorab einen bestehenden, signifikanten Eisenmangel zu beheben. Bei einigen Patienten wären nach der Korrektur des Eisenmangels keine Antidepressiva mehr erforderlich, oder man könnte zumindest die Dosis reduzieren.

Ältere Patienten

Während sich die Referenzwerte für Ferritin bei Frauen im gebärfähigen Alter und Männern gleichen Alters noch deutlich voneinander unterscheiden, gleichen sich die Werte in der Altersgruppe über 50 Jahre einander an.

Aufgrund zunehmender Krankheitsgeschehen bei älteren Menschen und damit verbundenen Entzündungsprozessen ist einerseits eine differenzierte Betrachtung der Laborparameter unter Zuhilfenahme weiterer, eventuell entzündungsunabhängiger Eisenmarker erforderlich. Andererseits sind die besonderen Erfordernisse diverser Krankheitsbilder mit teilweise deutlich von Gesunden abweichenden Ferritin-Referenzwerten zu berücksichtigen. Ältere Patienten benötigen also eine individuelle Betreuung.

Eisen rund um Operationen – »Patient Blood Management«

Unter »Patient Blood Management« versteht man die Optimierung der Blutparameter von Patienten vor geplanten operativen Eingriffen, insbesondere dann, wenn größere Blutverluste zu erwarten sind. Dies dient neben einer Ökonomisierung medizinischer Ressourcen vor allem auch einer höheren Sicherheit der Patienten.

Gute Beispiele hierfür sind häufig durchgeführte operative Gelenkersätze wie Hüft- oder Knieprothesen, bei denen für einen guten »Outcome« eine rasche Mobilisierung möglich und dringend notwendig ist. Mit gutem Eisenstatus können diese Patienten ihren Blutverlust nach der Operation schneller wieder ausgleichen, haben eine bessere Wundheilung und sind schneller wieder belastbar und damit mobilisierbar.

Früher oft benötigte Blutkonserven können heute mittels präoperativer Eisenoptimierung meist verhindert werden. Dies ist eine wesentliche Entlastung für das medizinische System und vermindert das Patientenrisiko. Wenn notwendig, können die Blut- und Eisenwerte mittels Eiseninfusionen innerhalb weniger Wochen optimiert und so Patienten innerhalb kurzer Zeit »operationsfit« gemacht werden. Und das bei deutlich geringerem Risiko als beim Einsatz von Blutkonserven

Wenn Sie eine Operation vor sich haben, bitten Sie Ihren Arzt daher, Ihren Eisenstatus vorab zu überprüfen und gegebenenfalls zu optimieren!

Eisenmangel in der Schwangerschaft

Eine Schwangerschaft erhöht den Eisenbedarf erheblich. In diesem Kapitel erfahren Sie, warum Eisen in dieser Lebensphase besonders wichtig ist und wie Sie einem Mangel vorbeugen können.

Interessanterweise unterscheiden sich die Empfehlung der Fachgesellschaften für Ernährung D-A-CH und der »EFSA« (European Food Safety Authority) zur täglichen Eisenzufuhr schwangerer Frauen erheblich: Erstere empfiehlt 30 mg Eisen, Letztere nur 16 mg. Auch für Stillende schwanken die Empfehlungen unterschiedlicher Gesellschaften zwischen 10 und 20 mg Tageszufuhr. Wie kommt das?

Wenn der Körper die Eisenaufnahme erhöht

Es ist bekannt, dass sich die Absorptionsrate von bioverfügbarem Eisen im menschlichen Körper unter gewissen Umständen ändern kann. So geht man davon aus, dass bei einem Ferritinwert von 30 ng/ml die Absorptionsrate auf 16–18 % steigt (je niedriger das Ferritin, desto mehr steigt die Absorption). Noch ausgeprägter dürfte dieser Effekt in der Schwangerschaft sein, während deren sich die Absorptionsrate des Nicht-Häm-Eisens von ca. 7 % auf bis zu ca. 66 % zu steigern scheint. Durch diesen Mechanismus können werdende Mütter (theoretisch) auch den erhöhten bzw. zusätzlichen Eisenbedarf einer Schwangerschaft allein über die Nahrung abdecken. Für das Häm-Eisen wird eine konstante Rate von 25 % angenommen.

Zusammenfassend kann man sagen, dass der Körper bei Eisenmangel oder bei erhöhtem Bedarf die Absorptionsrate mancher Eisenverbindungen erhöhen kann, um mehr Eisen aufzunehmen.

Offenbar werden diese Effekte der angepassten Absorption bei den Empfehlungen dieser Gesellschaften zur täglichen Eisenzufuhr Schwangerer unterschiedlich stark bewertet und so geht man von sehr unterschiedlichen Absorptionsraten und damit notwendigen täglichen Eisenmengen aus.

Den Eisenstatus schon vor der Schwangerschaft kennen

Eigentlich fängt das Problem mit Eisenmangel in der Schwangerschaft aber schon viel früher an – nämlich schon vor der Empfängnis! Frauen, die in der Schwangerschaft ein schweres Eisenmangelproblem bekommen, hatten zu 99 % schon vor der Schwangerschaft einen Mangel, der sich dann im ersten oder zweiten Trimenon aufgrund des steigenden Bedarfs in der Schwangerschaft zur Anämie »auswächst«. Daher sollte aus meiner Sicht jede Frau, wenn sie eine Schwangerschaft plant, neben dem Folsäure- auch ihren Eisenstatus kennen! Ist dieser schlecht, hat man vorher noch alle Möglichkeiten, auch sehr rasch für einen guten Status zu sorgen. Danach wird es aufgrund weiter unten beschriebener Problematiken wesentlich komplizierter!

Der zusätzliche Eisenbedarf während einer Schwangerschaft beträgt ca. 800–1000 mg.

Diese Menge setzt sich zusammen aus:

- ca. 300 mg Grundbedarf der Frau während der Schwangerschaft
- ca. 300 mg für den Fetus
- ca. 100 mg für Plazenta und Nabelschnur
- ca. 200 mg für den Blutverlust bei der Geburt

Planung ist die halbe Miete! Ich finde, dieser Satz gilt für die gesamte Familiengründung, da sollte es doch auch drin sein, vorab den Eisenstatus zu bestimmen! Immerhin haben 80 % der Frauen bereits vor der Schwangerschaft einen reduzierten Eisenstatus, der sich in der Schwangerschaft auf bis zu 92 % erhöht und bei bis zu 30 % sogar zu einer Eisenmangelanämie während der Schwangerschaft führt. Bei vielen ließe sich der Mangel schon vorher erkennen, therapieren und in der Schwangerschaft kontrollieren. Leider wird Ferritin standardmäßig während der Schwangerschaft nicht getestet. Immer mehr Ärzte bestimmen es trotzdem, da sie um die Vorteile eines vollen Eisenspeichers in und nach der Schwangerschaft wissen.

Eisenmangeltherapie in der Schwangerschaft

Sollten Sie dies versäumt haben, ist das nicht weiter schlimm, aber Sie dürfen sich nicht wundern, wenn Sie auf Zurückhaltung bei den behandelnden Ärzten treffen und trotz Anämie nicht gleich, wie Nicht-Schwangere, eine Infusion angeboten bekommen. Unter Umständen müssen Sie sich trotz Verstopfung extra lange mit Eisentabletten herumschlagen, bevor Ihnen eine Infusion angeboten wird. »Selbst schuld« könnte man sagen. Hätten Sie sich vorher um einen guten Eisenstatus gekümmert, wären Sie jetzt nicht in dieser blöden Situation. Ernsthafter Rat: Trifft das auf Sie zu, dann suchen Sie sich einen Arzt, der auch mit Eiseninfusionen bei Schwangeren Erfahrung hat, und bitten Sie ihn, Ihren Fall genau anzuschauen.

Wie ich an anderer Stelle in diesem Buch schon erwähnt habe, sind Eiseninfusionen heutzutage sehr sicher und verursachen nur äußerst selten unangenehme Nebenwirkungen. Dennoch sind wir Ärzte natürlich nicht gänzlich unbeeindruckt von all den Warnungen, welche Medikamente, Supplemente etc. Schwangere nicht einnehmen dürfen. Man kann also sagen, wir Ärzte überlegen es uns dreimal, bevor wir einer Schwangeren etwas verabreichen, um nur ja keinen Schaden anzurichten. Auf der einen Seite möchte man der Schwangeren wie jeder anderen Patientin bestmöglich helfen. Auf der anderen Seite möchte man keinesfalls Probleme in der Schwangerschaft oder darüber hinaus verursachen.

Andere Länder, andere Sitten

Prinzipiell gibt es in der EU eine Zulassung für Eiseninfusionen während der gesamten Schwangerschaft. In Österreich ist die offizielle Empfehlung der gynäkologischen Gesellschaft, dass diese Infusionen ab dem 2. Trimenon sicher für den [oben: Fetus] sind und bei nachgewiesener Eisenmangelanämie, nach zuerst frustraner oraler Therapie ab dem 2. Trimenon verabreicht werden können. Für Deutschland gibt es keine offizielle Stellungnahme der gynäkologischen Gesellschaft zum Einsatz von Eiseninfusionen in der Schwangerschaft, die Fachmeinungen einiger deutscher Gynäkologen decken sich jedoch weitgehend mit denen aus Österreich. Das heißt, bei schwereren Anämien ist man im 1. Trimenon der Schwangerschaft gewissermaßen in einem Dilemma, da Eiseninfusionen zumindest nicht empfohlen sind und man angehalten ist, den Mangel nur mit oralen Präparaten zu beheben.

Ab dem 2. Trimenon empfiehlt die österreichische Gesellschaft für Geburtshilfe und Gynäkologie bei einem Hb-Wert von 8,5–9,5 g/dl eine 14-tägige orale Therapie und erst bei zu geringem Anstieg des Hb-Werts unter 0,5–1 g/dl wird zur Infusion geraten. Spätesten hier kann man also eine Anämie rasch behandeln.

Viele Ärzte, darunter auch viele Gynäkologen, halten diese Empfehlungen für zu »defensiv« und halten sie nicht konsequent ein. Gestützt wird diese Haltung von immer mehr Studien, die eine gute Eisenversorgung der Schwangeren mit besseren Schwangerschaftsverläufen und einer besseren Entwicklung der Feten bis hin zu den Kindern nach der Geburt verbinden.

Wer selbst schon mal einen Hb-Wert von 8,5 g/dl hatte, weiß, wie man sich damit fühlt: extrem müde, kraft- und lustlos, erhöhter Puls, Kreislaufbeschwerden etc.
Viel Glück beim Ausgleich einer so schweren Anämie mittels oraler Therapie in der Schwangerschaft, wenn der »normale« Bedarf im 2. Trimenon schon auf 4–5 mg und im 3. Trimenon auf ca. 6 mg ansteigt! Sie erinnern sich an die »Bioverfügbarkeit« von ca. 10%? Sie müssten also 60 mg Eisen täglich zuführen, um die 6 mg aufzunehmen – und noch mindestens 10–20 mg zusätzlich, um die Anämie langsam zu bessern, ganz zu schweigen vom Eisenspeicher-Ferritin.

Aus diesem Grund gibt es viele Ärzte, die nicht warten, bis es ihren Patientinnen so schlecht geht, sondern die bereits viel früher bei besseren Blutwerten und »nur« leeren Eisenspeichern den Mangel mit einer Infusion therapieren. Auch ich mache das, wenn es die Symptomatik der Patientin erfordert.

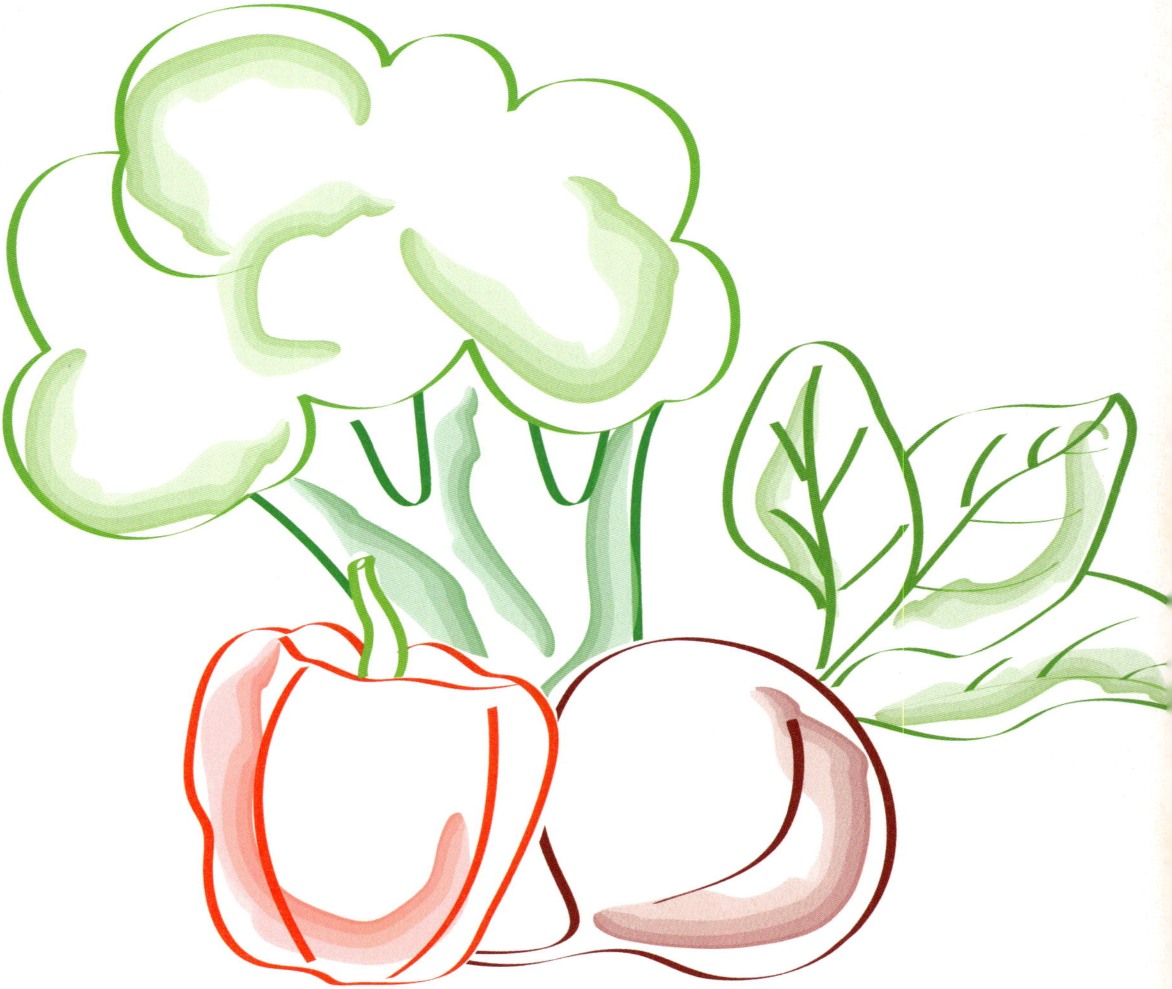

Rezepte

Lecker und gesund – in diesem Kapitel finden Sie Rezepte mit eisenreichen Lebensmitteln, die Ihnen helfen, Ihren täglichen Eisenbedarf ganz einfach zu decken.

Linsen mit Spinat

2 Portionen
60 Min.

200 g braune Linsen • Olivenöl • 1 Zwiebel • 1 Karotte • 1 Knoblauchzehe, gepresst • Blätter eines halben Bundes Thymian • 1 Lorbeerblatt • 400 ml Gemüsebrühe • 1 Zweig Rosmarin • 200 g Babyspinat • 200 g halbfette Kokosnussmilch • Saft von ½ Zitrone

- Linsen abspülen, ggf. mehrfach, anschließend in einem Sieb abtropfen lassen.

- Zwiebel und Karotte schälen und fein hacken.

- 1 TL Olivenöl in einer großen Pfanne erhitzen, Zwiebel Karotte und etwas Salz darin anbraten, bis diese weich sind. Anschließend gepressten Knoblauch, Thymian und das Lorbeerblatt hinzugeben und ca. 1 Min. anbraten, dann Linsen unterheben.

- Brühe und den Rosmarin dazugeben und alles ca. 40–50 Min. kochen. Immer wieder durchrühren, um ein Anbrennen zu verhindern. Gegebenenfalls nochmals etwas Brühe hinzufügen.

- Restlichen Thymian, Spinat und Kokosnussmilch einrühren und köcheln lassen, bis der Spinat weich ist. Gegebenenfalls mit Salz und Pfeffer abschmecken, vor dem Servieren Zitronensaft unterrühren.

Wintersuppe mit weißen Bohnen mit Hartweizen

4 Portionen
30 Min.

1 kleine Zwiebel • 2 Karotten • 1 Stange Sellerie • 1 EL Olivenöl • 2 Knoblauchzehen • 1 TL mediterrane Gewürzmischung • 1 TL Salz • ½ TL Pfeffer • ca. 350 g kleinwürfelig geschnittene Tomaten • ca. 300 ml Hühnerbrühe • 350 g Cannellinibohnen • ca. 200 g Hartweizenpasta • ca. 150 g gefrorener Spinat • 4 TL geriebenen Parmesan

- Einen großen Topf Wasser zum Kochen bringen.

- Zwiebel und Karotte schälen und fein würfeln, Sellerie ebenfalls fein würfeln. Öl in einem Topf erhitzen und Gemüse darin anbraten.

- Knoblauch schälen, pressen und mit den mediterranen Gewürzen, Salz und Pfeffer zum Gemüse geben und kurz anbraten.

- Dann die in kleine Würfel geschnittenen Tomaten hinzugeben, mit Brühe ablöschen und die Bohnen hinzugeben. Alles einmal aufkochen, Hitze reduzieren und ca. 10 Min. köcheln lassen.

- Nudeln nach Anleitung kochen und abseihen. Spinat und Nudeln zum Gemüse geben und auf Tellern mit Parmesan bestreuen.

Brokkolisuppe mit Spirulina

4 Portionen
30 Min.

1 Zwiebel • 1 Knoblauchzehe • etwas Olivenöl • 450 g Brokkoli • 400 ml Gemüsebrühe • 1 TL Spirulina-Pulver • 125 ml Sahne oder pflanzliche Kochcreme • Salz, Pfeffer

- Zwiebel und Knoblauch schälen und fein würfeln und in Öl anbraten.

- Brokkoliröschen hinzufügen und mit Gemüsebrühe 20 Min. köcheln lassen.

- Spirulina-Pulver und Sahne oder Kochcreme hinzufügen.

- Mit Salz und Pfeffer abschmecken.

Couscous mit Lamm

2 Portionen
30 Min. + 2 Std. Ziehzeit

250 g Couscous • 2 Tomaten • 2 Paprika • einige Stängel Petersilie und Minze • 3 EL Olivenöl • ca. 3 EL Zitronensaft • Salz, Pfeffer • 2 Lammfilets • 2 EL Rapsöl

- Couscous mit 1 Msp. Salz in eine Schüssel geben und mit gleicher Menge kochendem Wasser übergießen. Zugedeckt ca. 10 Min. quellen lassen.

- Tomaten und Paprika (entkernt) in kleine Würfel schneiden, Petersilie und Minze fein hacken und alles zum Couscous geben.

- Mit Olivenöl, Zitronensaft und Salz abschmecken, anschließende den Salat mindestens 2 Std. im Kühlschrank ziehen lassen.

- Lammfilets mit Salz und Pfeffer würzen und in einer Pfanne mit Rapsöl ca. 2–3 Min. von jeder Seite anbraten, dabei nur einmal wenden. Filets vom Herd nehmen und 5 Min. zugedeckt ziehen lassen. Salat auf Tellern verteilen und darauf das Lammfilet anrichten.

Spaghettikürbis mit Hackfleisch

2 Portionen

20 Min. + 50 Min. Backzeit

- 1 Spaghettikürbis
- 2 EL Olivenöl
- 1 Zwiebel
- 1 Knoblauchzehe
- 1 rote Peperoni
- ½ rote Paprika
- ½ kleine Zucchini
- 1 EL Tomatenmark
- 200 g Rinderhackfleisch
- 100 g würfelige Tomaten
- 50 g Kidneybohnen
- 50 g Mais
- Salz, Pfeffer
- 1 TL Oregano
- 1 TL Paprikagewürz
- 100 g Feta
- Basilikum

● Kürbis längs halbieren, Kerne entfernen und die Schnittflächen mit je ½ EL Olivenöl einstreichen. Kürbishälften mit der Schnittseite nach unten auf ein mit Backpapier belegtes Backblech legen und im vorgeheizten Backofen bei 180 °C (Umluft 160 °C; Gas: Stufe 2–3) ca. 40 Min. backen.

● Zwiebel und Knoblauch schälen und fein würfeln. Peperoni, Paprika und Zucchini ebenfalls in kleine Würfel schneiden. 1 EL Öl in einer Pfanne erhitzen und Zwiebel, Knoblauch sowie Peperoni und Tomatenmark bei starker Hitze anbraten.

● Hackfleisch hinzugeben und scharf anbraten. Anschließend das Gemüse hinzugeben und ebenfalls kurz anbraten.

● Pfanne vom Herd nehmen und mit stückigen Tomaten aufgießen. Kidneybohnen abgießen, in einem Sieb abspülen und zusammen mit Mais unterrühren. Füllung mit Salz, Pfeffer, Oregano und Paprikapulver würzen.

● Kürbis aus dem Backofen holen und kurz abkühlen lassen. Schnittseiten nach oben drehen und das Fruchtfleisch mithilfe einer Gabel spaghettiähnlich herauslösen. Fruchtfleisch unter die Hackfleisch-Gemüse-Mischung heben. Masse nochmals abschmecken, auf die Kürbishälften aufteilen und Feta darüberbröseln.

● Im Backofen weitere 10 Min. backen. Spaghettikürbis mit Basilikum verziert servieren.

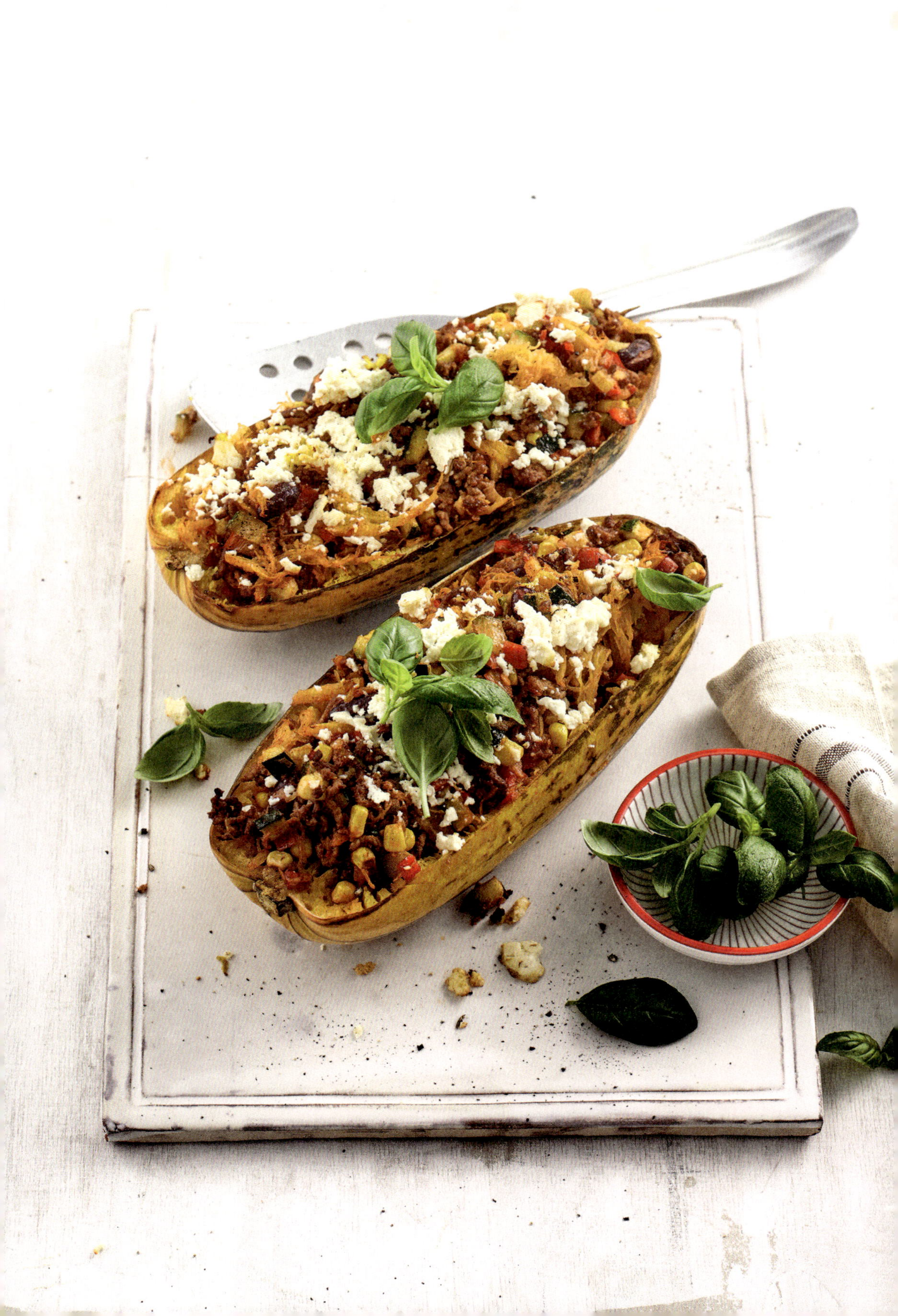

Zucchini-Linsen-Curry

4 Portionen
30 Min.

350 g rote Linsen • 1 Zwiebel • 1 Knoblauchzehe • 750 g Zucchini • 2 EL Öl • 2 TL Garam Masala (indische Gewürzmischung) • 1 TL Curry • Salz und Pfeffer • 600–800 ml Gemüsebrühe • 150 g Vollmilchjoghurt 3,5 % Fett • Petersilie oder Schnittlauch

- Linsen in einem Sieb waschen.
- Zwiebel schälen und fein würfeln. Knoblauch schälen und pressen.
- Zucchini waschen und würfeln.
- Öl in einem großen Topf erhitzen, Zwiebel, Knoblauch und Garam Masala sowie Curry bei mittlerer Hitze etwa 1 Min. anbraten. Zucchiniwürfel zugeben und 3 Min. mit andünsten.
- Linsen dazugeben und alles mit ca. 600 ml Gemüsebrühe ablöschen. Bei geschlossenem Deckel ca. 10 Min. leicht köcheln lassen, evtl. noch etwas Gemüsebrühe zugeben.
- In der Zwischenzeit die Kräuter waschen und hacken. Joghurt in einer Schüssel mit Kräutern verrühren und mit Salz und Pfeffer abschmecken.
- Wenn die Linsen weich sind, das Curry vom Herd nehmen und mit Salz und Pfeffer abschmecken. Mit dem Kräuter-Joghurt servieren.

Sardinen auf Kichererbsensalat

2 Portionen
20 Min.

½ rote Zwiebel • 1 Karotte • ½ EL Kreuzkümmelpulver • 1 EL Olivenöl • 1 EL Honig • 150 g Kichererbsen • Saft von ½ Zitrone • Salz und Pfeffer • ¼ Bund Minze • ¼ Bund Petersilie • ½ Granatapfel • 1 Dose Sardinen in Olivenöl

- Zwiebel schälen und in Streifen schneiden, Karotte in Längsstreifen schneiden. Beides mit Kreuzkümmel in etwas Olivenöl in einer Pfanne anschwitzen und mit Honig karamellisieren.
- Kichererbsen hinzugeben und mit etwas mehr Olivenöl, Zitronensaft, Salz und Pfeffer abschmecken. Die Kräuter in feine Streifen schneiden und zusammen mit den Kernen des Granatapfels unter die Kichererbsen mischen. Abschließend die Sardinen auf den warmen Salat legen.

Sardinen auf Kichererbsensalat

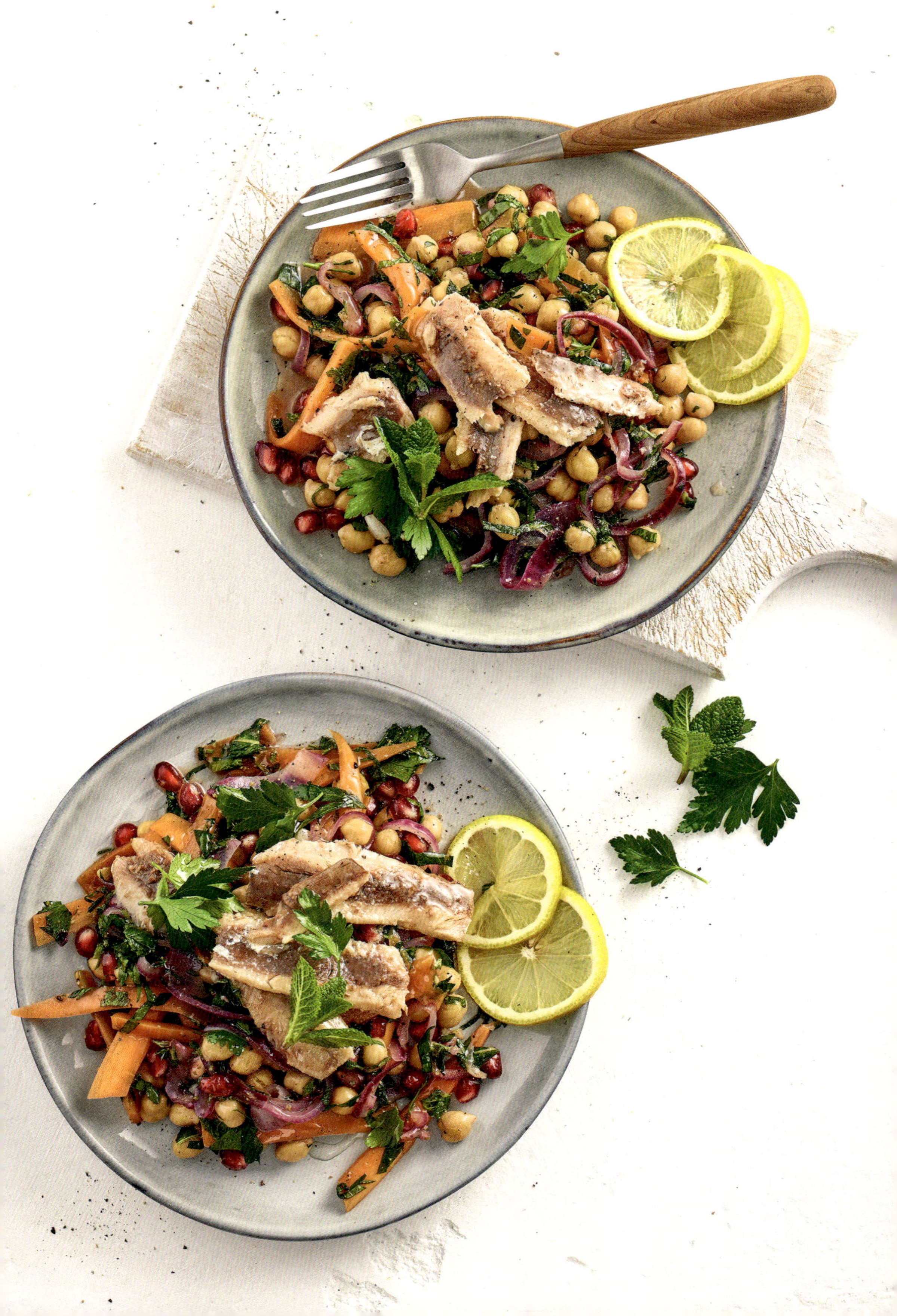

Rührei auf Vollkornbrot

1 Portion
15 Min.

2 Scheiben Vollkornbrot • Butter • 1 Radieschen oder ½ Paprika • 2 Eier • 2 EL Sahne • Etwas Salz • 1 EL Olivenöl • 1 EL Schnittlauch (frisch oder tiefgekühlt) • wenige Tropfen Trüffelöl • Pfeffer

- Brotscheiben buttern und auf einem Teller zur Seite stellen.

- Radieschen in dünne Scheiben oder Paprika in Streifen scheiden und neben dem Brot auf den Teller legen.

- Eier in eine Schüssel schlagen und mit Sahne etwas verquirlen. Eine Prise Salz hinzugeben. 1 EL Olivenöl in einer Pfanne leicht erhitzten und die Eier hineingeben. Die Eier unter ständigem Rühren ca. 10 Min. vorsichtig erhitzen, bis das Ei mehr und mehr zu stocken beginnt. Hitze reduzieren und die Eier weiter rühren, damit sie nicht fest werden, sondern sämig-weich bleiben.

- Rührei direkt auf die Brotscheiben geben. Gehackten Schnittlauch darüberstreuen und ein paar Tropfen Trüffelöl auf das Rührei geben. Frischen Pfeffer darübermahlen.

Tipp Für eine Extraportion Eisen die Eier mit ½ TL Spirulinapulver verquirlen.

Erbsensuppe klassisch

4 Portionen
20 Min.

2 Schalotten • ½ Knoblauchzehe • 300 g Erbsen (ersatzweise TK-Erbsen) • 3 EL Butter • 750 ml Gemüsebrühe • 250 ml Sahne • Salz, Pfeffer • 1 Prise Muskatnuss • 1 Handvoll Zuckerschoten • 4 EL Weißbrot- oder Briochewürfel

- Schalotten und Knoblauch schälen und fein würfeln.

- In einem Topf Erbsen, Schalotten und Knoblauch in 2 EL Butter anschwitzen. Mit Gemüsebrühe aufgießen, Sahne dazugeben, mit Salz, Pfeffer und Muskatnuss würzen. Ca. 5 Min. köcheln lassen.

- Zuckerschoten in Streifen schneiden, kurz in Salzwasser blanchieren.

- Brot- oder Briochewürfel entrinden, in 1 EL aufgeschäumter Butter langsam zu goldbraunen Croûtons rösten.

- Erbsensuppe mit dem Mixstab pürieren, durch ein Sieb passieren, nochmals kurz mit dem Mixstab aufschäumen und anrichten. Zuckerschotenstreifen als Einlage in die Suppe geben, mit Croûtons bestreuen.

Rote-Linsen-Suppe mit Räuchertofu

4 Portionen
45 Min.

3 Knoblauchzehen • 4 EL Olivenöl • 1 EL Currypulver • 250 g rote Linsen • 1,2 l Brühe • ca. 250 g Wurzelgemüse (je ca. 80 g Karotten, Sellerie und Lauch) • 250 g Tomaten • 400 g Kartoffeln • Salz, Pfeffer • Weinessig • 125 ml Linsenwasser • 200 g Räuchertofu • Pfeffer • ½ Bund Brunnenkresse

- Knoblauch schälen und in Scheiben schneiden. 1 EL Öl erhitzen, Knoblauch darin kurz anbraten, dann entfernen. Currypulver unterrühren. Linsen und Brühe zugeben und aufkochen, zugedeckt 25 Min. garen.

- Gemüse und Kartoffeln waschen, putzen, schälen. Gemüse fein würfeln, Kartoffeln grob würfeln. Übriges Öl erhitzen, Gemüse und Kartoffeln darin 2 Min. anbraten, salzen. Mit 2 EL Essig, 125 ml Linsenwasser bei kleiner Hitze 15 Min. kochen lassen.

- ¼ der Linsen zum Gemüse geben. Restliche Linsen mit übriger Brühe pürieren.

- Tofu in Scheiben schneiden. Mit der Gemüsemischung unter das Linsenpüree mischen. Alles aufkochen und nochmals abschmecken. Kresse waschen und über die Suppe geben.

Spirulina-Pancakes

1 Portion
20 Min.

1 Ei (oder als vegane Alternative: Aquafaba) • 60 g Hafermark • 50 ml Milch • T L Backpulver • 1 TL Spirulina-Pulver • 1 Prise Salz

Als Topping
Obst nach Wahl (Beeren, Apfel, Granatapfel etc.) • 2 EL Joghurt • 1 EL Spirulix-Knuspermüsli

- Ei trennen und das Eiklar (oder Aquafaba) mit 1 Prise Salz zu Schnee schlagen.

- Die restlichen Zutaten in einer Schüssel vermengen und anschließend den Eischnee unterheben.

- Teig in eine Pfanne gießen und goldbraun backen.

- Die Spirulix-Pancakes auf einen Teller anrichten und mit Joghurt, Obst oder Knuspermüsli toppen.

Linsen-Moussaka

4 Portionen

20 Min. + 40 Min. Backzeit

- 1 Aubergine
- 300 g Kartoffeln
- Olivenöl
- Salz
- Pfeffer
- Oregano
- 200 g rote Linsen
- 2 Knoblauchzehen
- 1 Zwiebel
- 2 Karotten
- 2 Tomaten
- 1 EL Tomatenmark
- 250 ml passierte Tomaten
- Basilikum
- 100 g Reibekäse
- 100 g Babyspinat
- Kokosmilch
- 1 Prise Zimt

- Aubergine und Kartoffeln waschen und in ca. 1 cm dicke Scheiben schneiden. Auf ein Backblech legen, mit Olivenöl beträufeln und mit Salz, Pfeffer und Oregano würzen. Im Backofen bei 200 °C ca. 10 Min. garen.

- Linsen abspülen und in gesalzenem Wasser aufkochen, anschließend kurz ziehen lassen, dann abseihen.

- Knoblauch schälen und pressen, Zwiebel schälen und in Ringe schneiden, Karotten und Tomaten fein würfeln. Etwas Olivenöl in einer Pfanne erhitzen und Knoblauch, Zwiebel und Karotten mit Tomatenmark ca. 2 Min. scharf anbraten.

- Tomaten hinzufügen und weitere 3 Min. anbraten. Anschließend nach Belieben mit passierten Tomaten aufgießen und Linsen unterrühren.

- Tomaten-Linsen-Mischung 10 Min. auf mittlerer Hitze köcheln lassen und mit Salz, Pfeffer und Basilikum abschmecken.

- In einer Auflaufform abwechselnd Auberginen-, dann Kartoffelscheiben und anschließend die Tomaten-Linsen-Mischung schichten.

- Abschließend gewaschenen Spinat auf die Sauce geben und alles mit Reibekäse bestreuen.

- Nach Belieben Kokosmilch mit einer Prise Zimt vermischen und über den Käse träufeln.

- Die Linsen-Moussaka bei 200 °C ca. 30 Min. backen.

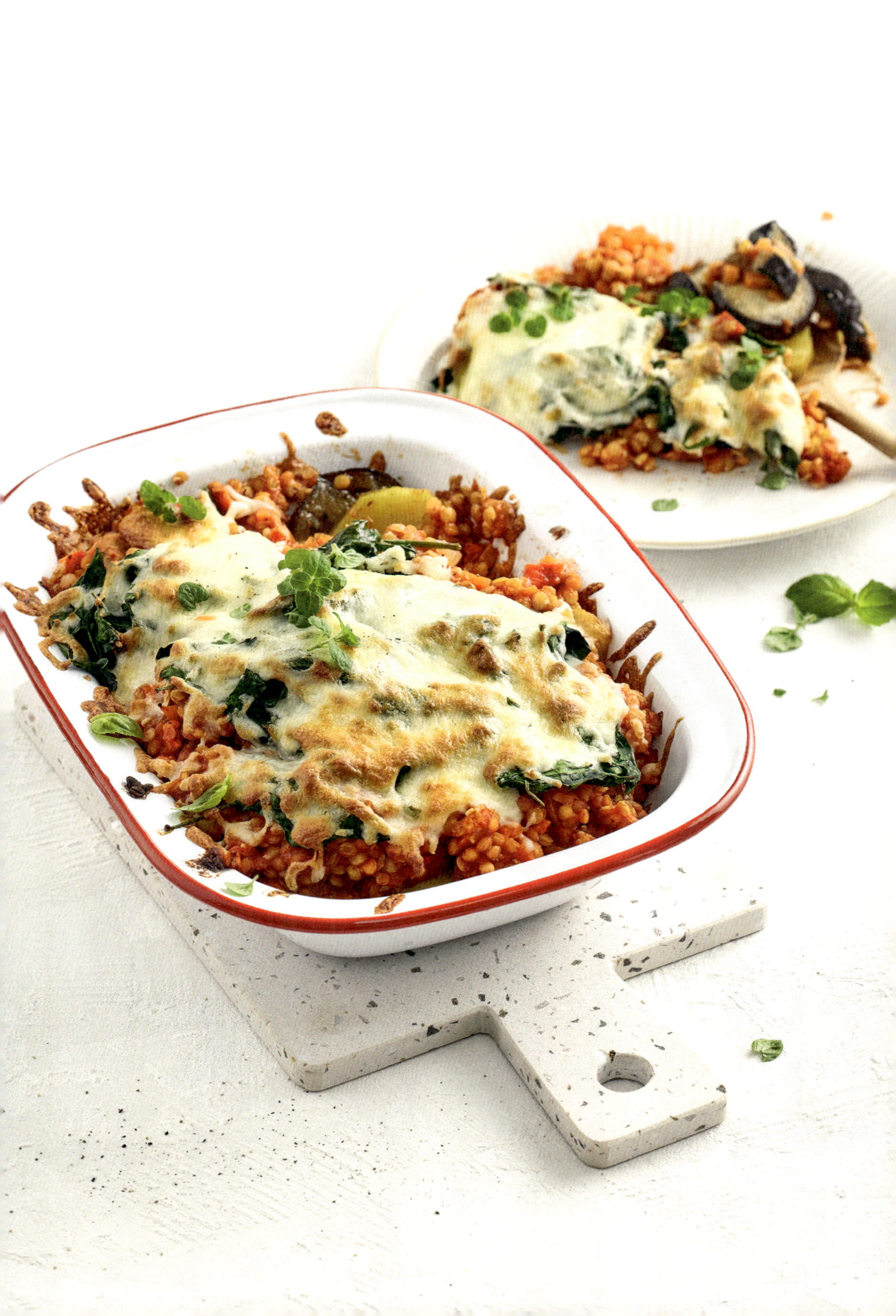

Rosenkohl-Bohnen-Risotto

4 Portionen
60 Min.

- 1,2 l Gemüsebrühe
- 3 EL Olivenöl
- 250 g Vollkorn-Risottoreis
- 4–5 EL Rotwein
- 500 g Rosenkohl (oder Grünkohl, Wirsing oder Rotkohl)
- 1 Glas kleine, weiße Bohnen (ca. 240 g Abtropfgewicht)
- 2 Scheiben Vollkornbrot
- 3 Zweige Bohnenkraut
- 3 EL Walnusskerne
- 1–2 EL Margarine (oder Butter)
- Salz, Pfeffer

Brühe aufkochen und warm halten.

1 EL Olivenöl erhitzen, Risottoreis darin unter Rühren 2–3 Min. andünsten. Rotwein dazugießen und vollständig einkochen lassen. Ca. ⅓ der Brühe dazugießen und ca. 40 Min. kochen lassen, nach und nach die restliche Brühe zum Risotto geben und mit einem Holzlöffel immer wieder umrühren.

Inzwischen den Rosenkohl waschen und putzen. Röschen in feine Scheiben schneiden. Bohnen in einem Sieb abwaschen und abtropfen lassen. Nach ca. 30 Min. Bohnen und Rosenkohl zum Risotto geben und ca. 10 Min. mitgaren.

Inzwischen das Brot zerpflücken. Bohnenkraut waschen und trocken schütteln, die Blättchen abstreifen. Das restliche Olivenöl in einer Pfanne erhitzen, Brot und Walnusskerne darin in 2–3 Min. knusprig braten. Die Mischung kurz abkühlen lassen, dann mit Bohnenkraut und 1 Prise Salz im Hacker/Mixer grob zerkleinern.

Risotto vom Herd nehmen und Margarine unterrühren. Mit Salz und Pfeffer würzen, auf Tellern anrichten, mit den Bröseln bestreuen und servieren.

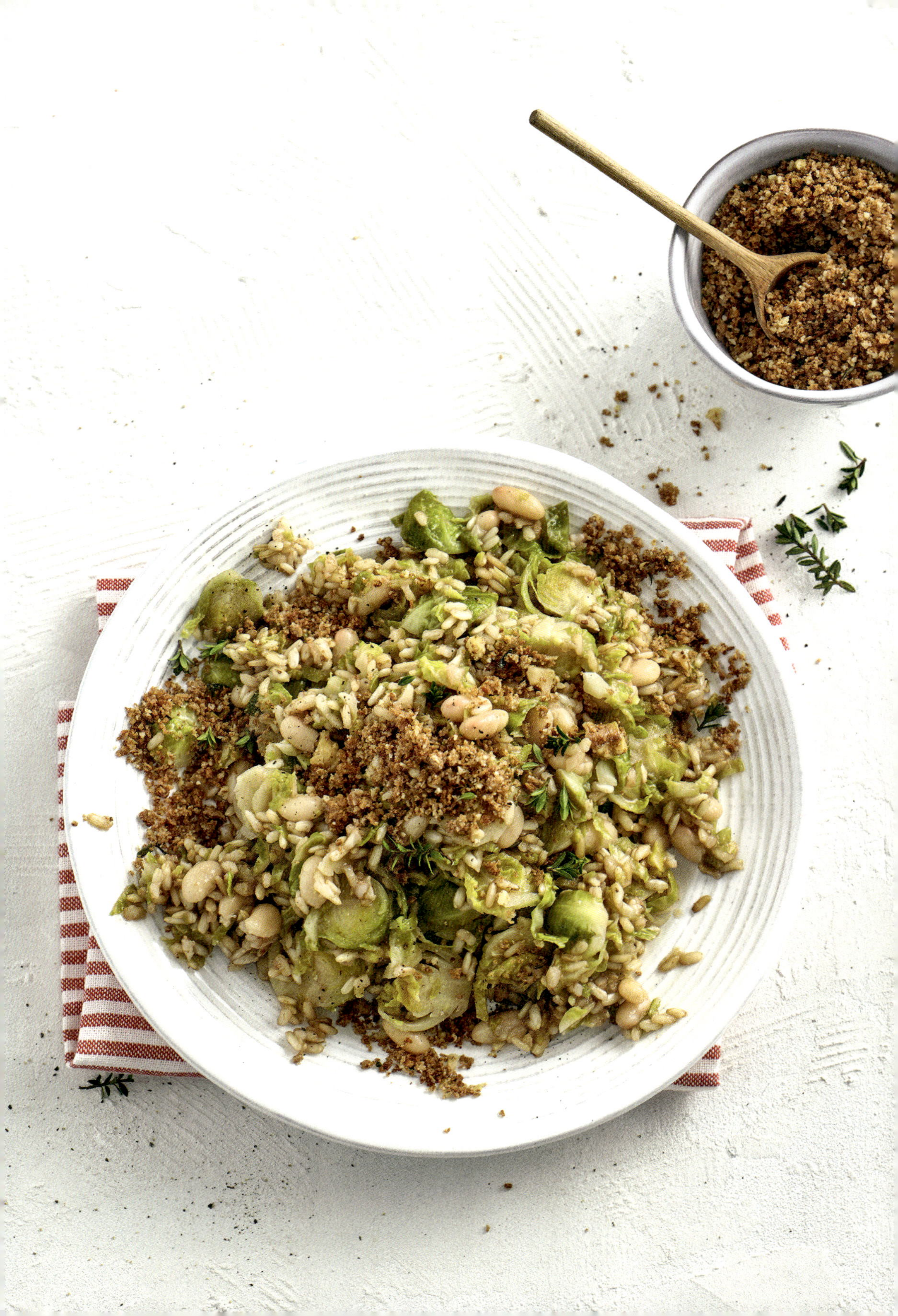

Pfeffersteak auf Grüngemüse

2 Portionen
30 Min.

- 1 kleine Zwiebel
- 3 Knoblauchzehen
- 1 Stück Ingwer
- 2 EL Olivenöl
- 6 Blätter Grünkohl
- 6–10 Mangoldblätter
- 6–10 Rosenkohlröschen
- 100 ml Hühnerbrühe
- 2 kleine Filetsteaks vom Rind
- etwas Olivenöl
- 1 TL Pfeffer
- 1 TL Dijonsenf
- 2 Anchovisfilets
- 2 TL Rotweinessig

- Zwiebel, Knoblauch und Ingwer schälen und fein würfeln. Zwiebel und Ingwer einige Minuten in Olivenöl anbraten, dann Knoblauch hinzufügen.

- Grünkohl- und Mangoldblätter grob hacken, Rosenkohl vierteln und zu den Zwiebeln geben. Mit Brühe ablöschen und ca. 5 Min. köcheln lassen.

- Filetsteaks mit Öl und Pfeffer einreiben, leicht salzen und in einer Pfanne von jeder Seite bei großer Hitze ca. 2 Min. scharf anbraten. Zudecken und 5 Min. ruhen lassen.

- Senf, gehackte Anchovis und Rotweinessig zum Gemüse geben und alles vermengen.

- Filetsteaks in feine Streifen schneiden und auf dem Grüngemüse anrichten.

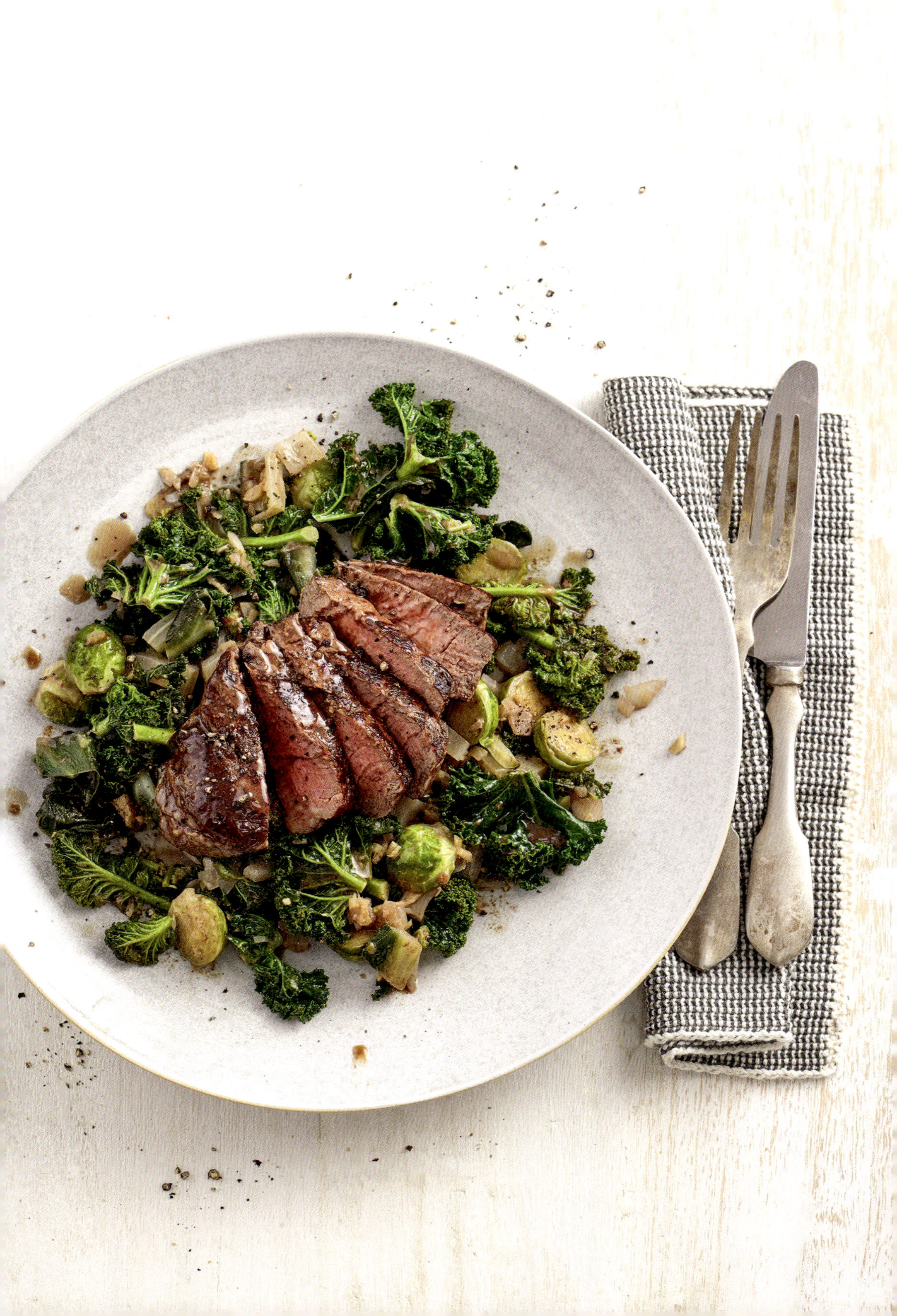

Verwendete Literatur und Quellen

1 Bingemer, Susanna; Gerlach, Hans: Kochen mit Superfoods: Rezepte für Körper, Kopf und Seele. Gräfe und Unzer Verlag 2015

2 Bodnar LM, Cogswell ME, McDonald. Have we forgotten the significance of postpartum iron deficiency? Am J Obstet Gynecol. 2005 Jul;193(1):36–44. DOI: 10.1016/j.ajog.2004.12.009

3 Breymann C. Iron supplementation during pregnancy. Fetal and Maternal Medicine Review. 2002 Feb.;13(01):1. DOI:10.1017/S0965539502000116

4 Burgerstein, Uli P; Schurgast, Hugo; Zimmermann, Michael B.: Handbuch Nährstoffe: Vorbeugen und heilen durch ausgewogene Ernährung. Haug Verlag 2012.

5 Döll, Michaela; Weichselbraun, Margit: Eisenmangel. Verlagshaus der Ärzte 2014.

6 Drexler C et al. High-dose intravenous versus oral iron in blood donors with iron dificiency: The IronWoMan randomized, controlled clinical trial Clin Nutr. 2020 Mar;39(3):737–745. DOI: 10.1016/j.clnu.2019.03.025

7 Ekmekcioglu, Cem; Marktl, Wolfgang: Essentielle Spurenelemente: Klinik und Ernährungsmedizin. Springer 2006.

8 Elmadfa, Ibrahim; Muskat, Erich; Fritzsche, Doris: Die große GU Nährwert-Kalorien-Tabelle. Gräfe und Unzer Verlag 2021.

9 Fröleke, Hartmut; Fehnker, Ute; Sebastian, Kathrin: Einführung in die Ernährungslehre. Neuer Umschau Buchverlag 2018.

10 Goldman M et al. A large national study of ferritin testing in Canadian blood donors. Transfusion 2017

11 Gómez-Ramírez S et. al. Sucrosomial Iron: A New Generation Iron for Improving Oral Supplementation; Pharmaceuticals (Basel). 2018 Oct 4;11(4):97. DOI: 10.3390/ph11040097

12 Gröber, Uwe; Holick, Michael F.: Vitamin D – die Heilkraft des Sonnenvitamins. Wissenschaftliche Verlagsgesellschaft Stuttgart 2020.

13 Günther, Klaus: Ernährung bei Eisenmangel: Stoffwechsel – Bioverfügbarkeit – Diagnostik. Springer 2021.

14 Günther, Klaus: Eisenmangel beheben mit natürlichen Lebensmitteln. Springer 2019.

15 Kalra P R et. al. Intravenous ferric derisomaltose in patients with heart failure and iron deficiency in the UK (IRONMAN): an investigator-initiated, prospective, randomised, open-label, blinded-endpoint trial. 2022 Dec 17;400(10369):2199–2209. DOI: 10.1016/S0140-6736(22)02083-9

16 Kirkamm, Ralf; Martin, Michael; Zickgraf, Patrik: Spezielle Labordiagnostik in der naturheilkundlichen Praxis: für präventive und komplementäre Medizin. Urban & Fischer 2023.

17 Logan I. C. et al.: Gastric acid suppressants – too much of a good thing? Age Ageing. 2010 Jul;39(4):410–1. DOI: 10.1093/ageing/afq057

18 Monzón H et. al. Mild enteropathy as a cause of iron-deficiency anaemia of previously unknown origin. Dig Liver Dis. 2011 Jun;43(6):448–53. DOI: 10.1016/j.dld.2010.12.003

19 Schrezenmeier, Hubert: Eisenmangelanämie. Thieme 2011.

20 Seiser, Katharina; Neunkirchner, Meinrad: Österreich vegetarisch: Entdecke die Vielfalt der österreichischen vegetarischen Küche. Brandstätter 2012.

21 Weiß, Ilse; Gasche, Christoph: Ernährung bei Eisenmangel. Maudrich 2019.

22 Witasek, Alex: Lehrbuch der F.X. Mayr-Medizin: Grundlagen, Diagnostik und Therapie. Springer 2019.

Liebe Leserin, lieber Leser,

hat Ihnen dieses Buch weitergeholfen? Für Anregungen, Kritik, aber auch für Lob sind wir offen.
So können wir in Zukunft noch besser auf Ihre Wünsche eingehen.
Schreiben Sie uns, denn Ihre Meinung zählt!

Ihr TRIAS Verlag

kundenservice.thieme.de | Lektorat TRIAS Verlag, Postfach 30 05 04, 70445 Stuttgart

/trias.tut.mir.gut /trias_verlag /triasverlag www.trias-verlag.de/newsletter

Sachverzeichnis

Rezeptverzeichnis

Empfehlungen von Dr. med. Christian Schuberth

Hilfreiche Informationen

www.eisenmangel-therapie.info

Auf dieser Website werden Hersteller von Nahrungsergänzungsmitteln aufgeführt, mit denen wir gute Erfahrungen gemacht haben. Darüber hinaus finden Sie hier alles, was Sie für die »angeleitete Eigentherapie« und den Start Ihrer persönliche Eisengeschichte benötigen. Wenn Sie von Anfang an alles auf der Website eintragen, haben Sie den perfekten Überblick und bekommen unter den ersten 100 Einsendern eine kostenlose Einschätzung Ihres Therapieerfolges von mir.

Bibliografische Information der Deutschen Nationalbibliothek
Die Deutsche Nationalbibliothek verzeichnet diese Publikation in der Deutschen Nationalbibliografie; detaillierte bibliografische Daten sind im Internet über dnb.d-nb.de abrufbar.

Programmplanung: Uta Spieldiener
Projektmanagement: Manuela Hunfeld
Redaktion: Magdalena Kieser
Bildredaktion: Marie Crämer
Umschlaggestaltung: © Thieme
Innen-Layout: CYCLUS · Visuelle Kommunikation, Stuttgart

Bildnachweis:
Covermotiv und Bild S. 3: © Achira22/stock.adobe.com – edited and composed by Thieme
Autorenfoto: © Dr. Christian Schuberth
Foodfotos: S. 49, 78, vordere Klappeninnenseite: © S. Bütow/Thieme; S. 72, 104, 121, 123, 127, 129, 131: © A. Rogge & J. Jankovic/Thieme; S. 24, 30, 37, 107, hintere Klappeninnenseite: © M. Bergmann/Thieme
Zeichnungen: S. 4/5, 6, 10, 39, 50, 84, 108, 116: © AG Media GmbH, Halbgasse 25/2/4, 1070 Wien, Österreich, www.agmedia.at; alle weiteren Zeichnungen: Martina Bürger
Die abgebildeten Personen haben in keiner Weise etwas mit der Krankheit zu tun.

1. Auflage 2025
© 2025. Thieme. All rights reserved.
TRIAS Verlag in Georg Thieme Verlag KG
Oswald-Hesse-Straße 50, 70469 Stuttgart

Satz und Repro: Fotosatz Buck, Kumhausen
Druck: AZ Druck und Datentechnik GmbH, Kempten

Gedruckt auf chlorfrei gebleichtem Papier
Printed in Germany

ISBN 978-3-432-11929-8
eISBN (ePub) 978-3-432-11930-4

1 2 3 4 5 6

MIX
Papier | Fördert gute Waldnutzung
FSC
www.fsc.org
FSC® C008457

Wichtiger Hinweis: Wie jede Wissenschaft ist die Medizin ständigen Entwicklungen unterworfen. Forschung und klinische Erfahrung erweitern unsere Erkenntnisse. Ganz besonders gilt das für die Behandlung und die medikamentöse Therapie. Bei allen in diesem Werk erwähnten Dosierungen oder Applikationen, bei Rezepten und Übungsanleitungen, bei Empfehlungen und Tipps dürfen Sie darauf vertrauen: Autoren, Herausgeber und Verlag haben große Sorgfalt darauf verwandt, dass diese Angaben dem Wissensstand bei Fertigstellung des Werkes entsprechen. Rezepte werden gekocht und ausprobiert. Übungen und Übungsreihen haben sich in der Praxis erfolgreich bewährt. Eine Garantie kann jedoch nicht übernommen werden. Eine Haftung des Autors, des Verlags oder seiner Beauftragten für Personen-, Sach- oder Vermögensschäden ist ausgeschlossen.

Das Werk, einschließlich aller seiner Teile, ist urheberrechtlich geschützt. Jede Verwendung außerhalb der engen Grenzen des Urheberrechtsgesetzes ist ohne Zustimmung des Verlages unzulässig und strafbar. Das gilt insbesondere für Vervielfältigung und Verbreitung in gedruckter Form, Übersetzung, Übertragung und Bearbeitung in andere Sprachen oder Fassungen sowie die Einspeicherung und Verbreitung in elektronischen Medienformen (z. B. CD-Rom, DVD, USB-Speicher, Datenbank, cloud-basierter Dienst, e-book und sonstige Formen des electronic publishing) und auch öffentlicher Zugänglichmachung (z. B. Internet, Intranet oder andere leitungsgebundene oder -ungebundene Datennetze), u. a. durch Wiedergabe auf stationären oder mobilen Empfangsgeräten, Monitoren, Smartphones, Tablets oder sonstigen Empfangsgeräten per Download (z. B. PDF, ePub, App) oder Abruf in sonstiger Form etc.

Marken, geschäftliche Bezeichnungen oder Handelsnamen werden nicht in jedem Fall besonders kenntlich gemacht. Aus dem Fehlen eines solchen Hinweises kann nicht geschlossen werden, dass es sich um einen freien Handelsnamen handelt.

Wo datenschutzrechtlich erforderlich, wurden die Namen und weitere Daten von Personen redaktionell verändert (Tarnnamen). Dies ist grundsätzlich der Fall bei Patient*innen, ihren Angehörigen und Freund*innen, z. T. auch bei weiteren Personen, die z. B. in die Behandlung von Patient*innen eingebunden sind.

Thieme Publikationen streben nach einer fachlich korrekten und unmissverständlichen Sprache. Dabei lehnt Thieme jeden Sprachgebrauch ab, der Menschen beleidigt oder diskriminiert, beispielsweise aufgrund einer Herkunft, Behinderung oder eines Geschlechts. Thieme wendet sich zudem gleichermaßen an Menschen jeder Geschlechtsidentität. Die Thieme Rechtschreibkonvention nennt Autor*innen mittlerweile konkrete Beispiele, wie sie alle Lesenden gleichberechtigt ansprechen können. Die Ansprache aller Menschen ist ausdrücklich auch dort intendiert, wo im Text (etwa aus Gründen der Leseleichtigkeit, des Text-Umfangs oder des situativen Stil-Empfindens) z. B. nur ein generisches Maskulinum verwendet wird.

Unsere Umwelt ist uns wichtig!
Papier aus nachhaltigen und kontrollierten Quellen
Druck in Deutschland mit kurzen Lieferwegen
Druckereien mit hohen Ansprüchen an Ökologie

TRIAS, einer der führenden Ratgeberverlage im Bereich Gesundheit, gehört zur Thieme Gruppe, marktführender Anbieter medizinischer Fachinformationen und Services. Anspruch der Thieme Gruppe ist es, den im Gesundheitswesen tätigen Berufsgruppen sowie allen an Gesundheit Interessierten genau die Informationen und Angebote bereitzustellen, die sie in einer bestimmten Arbeitssituation oder Lebensphase benötigen. Durch die hohe Qualität und zielgruppenspezifische Relevanz der angebotenen Leistungen bereitet Thieme den Weg für eine bessere Medizin und mehr Gesundheit im Leben.

Thieme